中医诊断 医案导学

主编 武哲丽

U0284956

人民卫生出版社
·北京·

图书在版编目（CIP）数据

中医诊断医案导学 / 武哲丽主编. -- 北京：人民
卫生出版社，2024. 10. -- ISBN 978-7-117-37110-0

Ⅰ. R241

中国国家版本馆 CIP 数据核字第 202462PQ24 号

人卫智网	www.ipmph.com	医学教育、学术、考试、健康，购书智慧智能综合服务平台
人卫官网	www.pmph.com	人卫官方资讯发布平台

中医诊断医案导学
Zhongyi Zhenduan Yi'an Daoxue

主　　编：武哲丽
出版发行：人民卫生出版社（中继线 010-59780011）
地　　址：北京市朝阳区潘家园南里 19 号
邮　　编：100021
E - mail：pmph @ pmph.com
购书热线：010-59787592　010-59787584　010-65264830
印　　刷：北京盛通数码印刷有限公司
经　　销：新华书店
开　　本：787 × 1092　1/16　**印张**：9
字　　数：191 千字
版　　次：2024 年 10 月第 1 版
印　　次：2024 年 12 月第 1 次印刷
标准书号：ISBN 978-7-117-37110-0
定　　价：49.00 元

打击盗版举报电话：010-59787491　**E-mail**：WQ @ pmph.com
质量问题联系电话：010-59787234　**E-mail**：zhiliang @ pmph.com
数字融合服务电话：4001118166　**E-mail**：zengzhi @ pmph.com

《中医诊断医案导学》
编委会

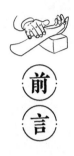

前言

本书以邓铁涛教授主编的全国高等中医药院校规划教材《中医诊断学》为基础，按照教学大纲要求，结合临床和教学经验编写而成，内容编排与教材学习进程紧密衔接，便于学生边学边练。

中医诊断学的重点难点主要在于辨证要点和鉴别诊断的掌握，临床发现，许多医学生不会问诊，诊断思路抓不住要领。其实，病人不会按照课本生病，需要灵活辨证。中医临床思维的框架是"症状—证候—方药"，而不是"证候—症状—方药"。这也是学生在学校学习了多年，但不会看病的主要原因。

全书以精选病案形式呈现中医诊断学的核心——四诊和辨证论治，每个医案均配有案例原文、主诉、临床表现、证候名称、辨治导图、证候分析与知识要点。通过辨证治疗思维导图，本书清晰展示了中医诊断辨证过程中的逻辑分析，条理清晰，简明易懂，有助于学生系统掌握中医诊断学的辨证要点和鉴别诊断，培养其临床辨证思维能力，为未来临床实践奠定坚实的基础。

自2022年3月开始，本书在校内试行近3年，经过师生的使用和反馈，在不断修改和完善中，终于得以和大家见面。在此，我们向所有参与本书的筹备、编写和审稿工作的老师、临床专家、研究生及本科生致以最诚挚的感谢，是你们的智慧与汗水共同汇聚成了这部作品。特别感谢古继红教授、李先涛教授、修宗昌教授、唐永祥教授和刘亚梅教授的悉心指导和大力支持！感谢庞伊霖、严亮、叶昊翔、毛思颖、张心瑜、刘蕙怡、郭振辉、黄家俊、蓝思苑、陈培锋和陈逸憧等同学在资料收集和整理过程中的辛勤付出。

受限于编者水平，书中难免存在不足之处，如有疏漏，敬请广大读者及专家提出宝贵意见与建议，以便我们不断修订完善，共同推进中医诊断学教育事业的进步与发展。

编者

2024年11月

❊ 编写说明 ❧

一、案例编写

每个案例包括 7 部分：案例原文、主诉、临床表现、证候名称、辨证治疗思维导图（辨治导图）、证候分析、知识要点。

（一）案例原文

对于一次诊的内容，在符合规范的基础上保持原文，作适量修改时亦不改变原意；对于多次诊的内容，则根据情况摘选收录。

（二）主诉

患者就诊时，自觉最痛苦的症状或体征及持续时间。

1.最痛苦的症状或体征：即主症，一般只有 1～2 个，最多写 3 个。不写伴随症状（兼症）。

2.持续时间：大多案例可以推算出时间，但个别案例未写明时间，可以不写。

3.字数：不超过 20 个字。

例如：恶寒发热、周身疼痛 1 天。

（三）临床表现

排列次序：主症，次症，舌象，脉象。

如：恶寒发热，无汗，周身关节疼痛，咳嗽，舌苔薄白，脉浮紧。

（四）证候名称

按照八纲、病因、脏腑、气血津液辨证，或病因病机，写出证候名称。

（五）辨治导图

辨治导图包括症状、病机、证候名称、治法、方剂名称、中药、药物功用。

1.关于辨治导图中的证候名称：个别医案的名称，结合患者的复杂病情，按照实际情况拟定，不一定和《中医诊断学》教材完全相同。

2.关于辨治导图中的症状归类：提示表现为什么症状故辨为什么证，而不是什么证表现为什么症状，如此更加符合临床实际。由于病情复杂，有个别症状不一定属于所归的类，此时不应强求，重在锻炼辨证思维。辨治导图示例如下：

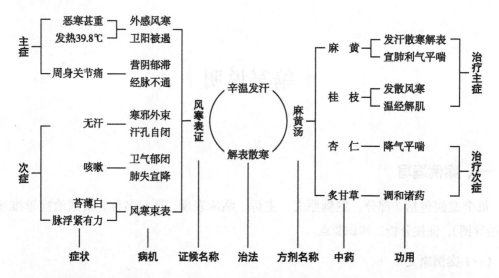

3. 关于辨治导图中的治法：一般按第一次诊断结果进行拟定，由于篇幅有限，难以展示多次就诊的诊断。

（六）证候分析

1. 格式参照《中医诊断学》

（1）分析清楚病因、病位、病性。

（2）按照逻辑依次推理：脏腑经络、气血津液等生理功能，病机，症状。

（3）尽量对每个症状都予以分析。

2. 原按：原医案分析内容，如医家辨证治疗经验。

（七）知识要点

医案涉及的中医诊断学相关知识点，重在理解掌握辨证要点、鉴别要点，可以按照指引进行自主学习、复习，加强记忆。尤其要掌握第十一章中的中医诊断辨证要点。

二、案例练习

学生需完成每个案例的主诉、证候名称、辨治导图和证候分析，再对照参考答案，重在培养辨证思维能力。

特别说明，书中部分文献如书名中涉及"新型冠状病毒肺炎"名称，按现行规范应改为"新型冠状病毒感染"，但为保持文献原貌，便于读者查找，暂予保留。

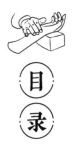

目
录

第一章 望 诊

第一节 望 神

痫证（癫痫）

尹某某，男，34岁。

因惊恐而患癫痫病（属中医痫病）。发作时惊叫，四肢抽搐，口吐白沫，汗出。胸胁发满，夜睡呓语不休，且乱梦纷纭，精神不安，大便不爽。视其人神情呆滞，面色发青，舌质红，舌苔黄白相兼，脉象沉弦。辨为肝胆气郁，兼有阳明腑热，痰火内发而上扰心神，心肝神魂不得潜敛之故。治宜疏肝泻胃，涤痰清火，镇惊安神。

处方：柴胡12克，黄芩9克，半夏9克，党参10克，生姜9克，龙骨15克，牡蛎15克，大黄6克（后下），铅丹3克（布包），茯神9克，桂枝5克，大枣6枚。

服1剂则大便通畅，胸胁之满与呓语皆除，精神安定，唯见欲吐不吐，胃中嘈杂为甚，上方加竹茹16克，陈皮10克，服之而愈。

（节选自《刘渡舟验案精选》[①]）

1. 主 诉 癫痫发作。

2. 临床表现 癫痫发作时惊叫，四肢抽搐，口吐白沫，汗出。胸胁发满，呓语多梦，精神不安，大便不爽，神情呆滞，面色发青。舌质红，舌苔黄白相兼，脉沉弦。

3. 证候名称 肝胆气郁，兼阳明腑热证。

4. 辨治导图 见下页。

5. 证候分析 痫证常因脏腑功能失调，痰浊内伏心经，一旦肝风内盛，风挟伏痰，上蒙心窍，则发作。患者因受惊恐而气机逆乱，损伤脏腑，肝肾受损，则易致阴不敛阳而生热生风。肝胆气郁，则面色发青，神情呆滞，胸胁发满，脉沉弦。肝郁不解，水渍失职，痰湿内生，痰遇热化火，痰火扰心则精神不安，夜睡呓语不休，乱梦纷纭。肝风内动，则痫证发作时惊叫，四肢抽搐。木郁乘土，脾失运化，则口吐白沫；胃气不降，阳明腑热，

① 陈明，刘燕华，李方. 刘渡舟验案精选［M］. 北京：学苑出版社，1996.

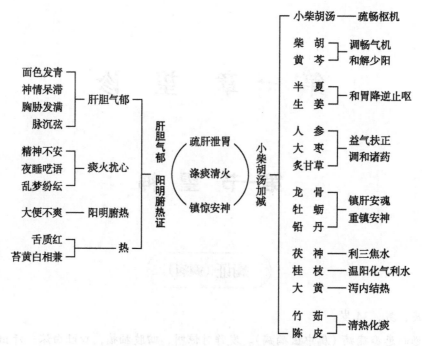

▲ 病证（肝胆气郁，阳明腑热）辨治导图

则大便不爽，热蒸津液而汗出。舌质红，舌苔黄白相兼，为火热之象。

6. 知识要点 癫证与痫证的临床表现及其病因病机；痰迷心窍证与痰火扰心证的辨证要点。

狂证（躁狂）

黄某某，男，42岁。

因家庭夫妻不睦，情志受挫，发生精神分裂症。数日来目不交睫，精神亢奋，躁动不安，胡言乱语，睁目握拳，作击人之状。口味秽臭，少腹硬满，大便1周未行。舌苔黄厚而干，脉来滑大有力。辨为火郁三焦，心胃积热之发狂。

处方：大黄8克，黄连10克，黄芩10克。

服药3剂，虽有泻下，但躁狂亢奋之势仍不减轻。

病重药轻，须增大其服，原方大黄剂量增至12克，泻下块状物与燥屎甚多，随之便神疲乏力，倒身便睡，醒后精神变静，与前判若两人，约1周方恢复正常。

（节选自《刘渡舟验案精选》）

1. 主 诉 躁狂伴大便不通数日。

2. 临床表现 情志受挫后出现目不交睫，精神亢奋，躁动不安，胡言乱语，睁目握拳，作击人之状。口味秽臭，少腹硬满，大便1周未行。舌苔黄厚而干，脉滑大有力。

3.证候名称 火郁三焦，心胃积热证。

4.辨治导图

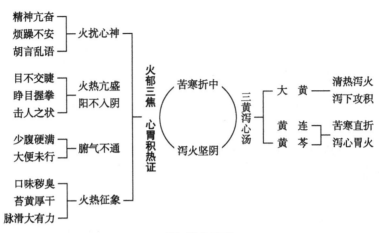

▲ 躁狂辨治导图

5.证候分析 患者因家庭夫妻不和睦，情志受挫而发病。七情内伤，气机逆乱，气为血之帅，气血并行于上，蒙蔽心窍而发为狂病。"诸躁狂越，皆属于火""诸逆冲上，皆属于火"。该患者起病急，表现为一派阳亢火动之实象，所谓"狂始发，少卧……善骂詈，日夜不休""病甚则弃衣而走，登高而歌，或至不食数日，踰垣上屋，所上之处，皆非其素所能也"。四肢为诸阳之末，阳盛则四肢实，因而作击人之状。火盛阳亢，上扰清窍，则目不交睫，睁目握拳。火扰心神，表现为精神亢奋，烦躁不安，胡言乱语。"诸湿肿满，皆属于脾"，脾胃热盛，则口味秽臭，少腹硬满，大便不行。舌苔黄厚而干，脉滑大有力，为火郁三焦、心胃积热之象。

6.知识要点 狂证与癫证、痫证的鉴别。

第二节 望面色

青色（胃痛）

李某某，女，28岁。

产后失血，形体虚羸，饮食衰退，脾气先伤。近日又因气恼发生胃脘拘急疼痛，喜温喜按，泛吐清水，自汗而面色青黄，后背酸痛，并有带下，大便溏又有虚寒证情，舌淡，苔薄白，脉弦按之无力。证属产后脾虚肝逆，阴阳失调。治当温中补虚，和里缓急。为疏黄芪建中汤。

黄芪 15 克，桂枝 10 克，白芍 30 克，炙甘草 6 克，生姜 10 克，大枣 12 枚，饴糖 30 克。

服 5 剂而病愈。

（节选自《刘渡舟验案精选》）

1. 主　诉　胃脘拘急疼痛数日。

2. 临床表现　胃脘拘急疼痛，喜温喜按，泛吐清水，自汗而面色青黄，后背酸痛，带下，大便溏。舌淡，苔薄白，脉弦无力。

3. 证候名称　脾虚肝逆，阴阳失调证。

4. 辨治导图

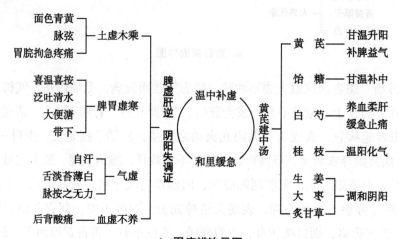

▲ 胃痛辨治导图

5. 证候分析　患者产后失血，形体虚羸，饮食衰退，脾气先伤，又因气恼导致肝气郁结，土虚木乘，横逆犯胃，胃气不和，则胃脘拘急疼痛；脾胃虚寒，胃失温养，则喜温喜按，泛吐清水。脾虚不能运化水湿，则带下，大便溏。产后气血亏虚，阴阳失调，则血虚不养，后背酸痛；阳虚不固，则自汗出。以五脏、五色分属五行，肝色青，脾色黄，肝气横逆，犯及脾胃，则面色青黄。舌淡，苔薄白，脉弦按之无力，为产后脾虚肝逆之象。

【原按】此证属气血营卫俱不足，阴阳失调而不相维系，治疗以调和阴阳气血为要，《金匮要略心典》："是故求阴阳之和者，必于中气，求中气之立者，必以建中也"。本案建中气，宜从两方面着手：一是甘温补益脾气，建运中州；二是补血柔肝缓急，以节制肝木克伐脾土。待脾气得建，则能执中央以运四旁，从阴引阳，从阳引阴，俾使阴阳调和，气血充盛。黄芪建中汤用桂枝汤调和脾胃营卫气血，甘温补中；白芍用量加倍，以缓肝气之急，与甘草相配，又能酸甘化阴，滋润脾胃；加饴糖，益脾气而养脾阴，兼能缓肝之急，主药黄芪甘温升阳，益补太阴，善立中州之气，本方较小建中汤补益中气之功更强，故《金匮要略》在"虚劳里急"后又加"诸不足"三字。本方虽气血并补，阴阳并调，但其功偏于温补，临床用于治疗胃脘痛而属脾胃虚寒者，疗效确切。

6.知识要点 五色主病的临床意义；胃痛寒热虚实各证的辨证要点。

赤色（梦遗）

王某某，男，32岁。

患慢性肝炎已有五载，近期出现五心烦热，急躁易怒，头晕耳鸣，每隔三五日即梦遗一次，阳易勃起，不能控制，腰膝酸软，口渴思饮，两颊绯红，目有血丝，眼眦多眵。脉弦而数，舌光红少苔。证属肝阳过亢，下汲肾阴，风阳鼓动，相火内灼。乃用王太仆"壮水之主，以制阳光"的治疗原则。

生、熟地黄各20克，牡丹皮10克，白芍16克，黄柏8克，山药15克，知母10克，龟板10克，山萸肉15克，茯苓12克，天冬10克，麦冬6克，酸枣仁20克，夜交藤15克，丹参12克，黄连8克。

服至8剂则神倦欲睡，又进4剂，则觉心神清凉，烦躁顿消，阳不妄动，走泄不发。后以知柏地黄丸巩固而愈。

（节选自《刘渡舟验案精选》）

1.主　诉 近日每隔三五日梦遗。

2.临床表现 梦遗，阳易勃起，五心烦热，急躁易怒，头晕耳鸣，腰膝酸软，口渴思饮，两颊绯红，目有血丝，眼眦多眵。舌光红少苔，脉弦数。

3.证候名称 肝阳上亢证。

4.辨治导图

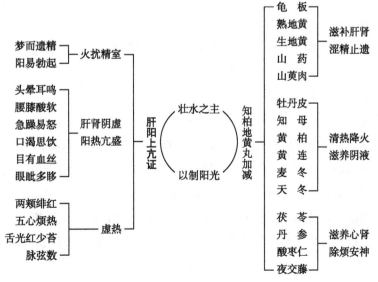

▲ 梦遗辨治导图

5.证候分析　患者素有肝疾，久病及肾，"乙癸同源"，肝藏阴血，肾藏阴精，两者内有相火互相抗衡，一旦肝肾阴精不足，不但可相互影响，而且可造成相火偏亢，火盛则动，动则内扰阴精，则梦遗，阳易勃起。"肾开窍于耳及二阴""腰为肾之府""膝为筋之府"，肝肾阴虚，则头晕耳鸣，腰膝酸软。肝阳上亢，阳热亢盛，则急躁易怒，口渴思饮，目有血丝，眼眦多眵。阴虚内热，则五心烦热，两颊绯红，舌光红少苔，脉弦数。

6.知识要点　肝阳上亢证的病因病机及其辨证要点。

黄色（黄疸）

1972 年 5 月，黄疸性肝炎患者，某医院门诊随访治疗。

发病仅 5 天，面目及身黄，黄疸指数（编者注：胆红素）达 100 单位（编者注：μmol/L），谷丙转氨酶 200 单位（编者注：IU/L）以上，某医院予清热利湿中药兼西药保肝。1 周后，黄疸指数达 200 单位，症状加重，患者面目发黄鲜明，自诉脘腹作胀。口淡，清涎自涌，饮食不思，大便溏。面部微浮，舌质淡白，苔薄黄润滑，脉细缓。

辨证：太阴发黄。方药：理中汤加茵陈、砂仁。嘱试服 3 剂。服药后患者自觉舒适，腹胀减轻，大便渐趋成形。守方续服 7 剂，症状继续好转，已知饥能食。（患者脾胃已虚，若继进苦寒清利药，必大伤中气，停用医院中药）

二诊：中焦阳气已复，可于健脾之中佐以疏肝利湿，遂以香砂六君配合茵陈、郁金、赤芍、柴胡等化裁。

1 个月后，复检肝功能，黄疸指数下降到 100 单位，谷丙转氨酶有所降低；3 个月后症状完全解除，肝功能相关指标及黄疸指数均在正常范围。患者现年七旬，仍健康如恒。

（节选自《当代名医临证精华　肝炎肝硬化专辑》[①]）

1.主　　诉　周身发黄 12 天。

2.临床表现　面目发黄鲜明，脘腹作胀。口淡，清涎自涌，饮食不思，大便溏。面部微浮。舌质淡白，苔薄黄润滑，脉细缓。

3.证候名称　脾阳虚证，兼有寒湿。

4.辨治导图　见下页。

5.证候分析　患者因误用苦寒清利之剂，损伤脾阳，造成寒湿困脾，发为阴黄。患者脾胃虚寒，无力运化，湿浊内阻，寒湿郁滞中焦，胆汁被阻，溢于肌肤而发黄。脾虚运化失职，则口淡，清涎自涌，面部浮肿，饮食不思，脘腹作胀，大便溏。舌质淡白，苔润滑，脉细缓为寒湿。须注意，案例中的苔薄黄不能作为热证的辨证依据，与舌质淡白反映的疾病性质不一致，舌质反映的往往才是疾病的本质，且辨证需要四诊合参。

---

① 史宇广，单书健. 当代名医临证精华　肝炎肝硬化专辑［M］. 北京：中医古籍出版社，1988.

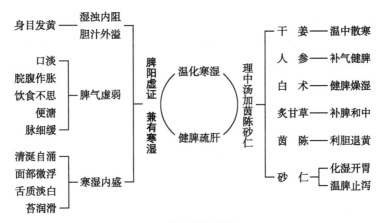

▲ 黄疸辨治导图

清·吴坤安著《伤寒指掌》察舌辨证歌：舌之与苔，首须辨识；苔为苔垢，舌是本质。苔察气病，舌候血疾；阴阳表里，寒热虚实。邪气浅深，察苔可知；脏腑虚实，舌质可识。

【原按】"灿灿橘子色，并非尽阳黄"，《伤寒论》指出："太阴当发身黄"，《诸病源候论》曰："身面色黄，头痛而不发热，名为阴黄"。

两书中都没有指出，阴黄，色晦暗。若见到晦暗，大多已发展到肝硬化或肝癌阶段，或为胆道慢性实质性病变等。所以阳黄、阴黄主要看证候，而非仅看黄色的鲜明和晦暗。

阳黄：湿热，起病急，病程短，黄色鲜明如橘色，伴有湿热证候。

阴黄：寒湿，起病缓，病程长，黄色晦暗如烟熏，伴有寒湿证候。

6.知识要点 阴黄与阳黄的鉴别；脾阳虚与寒湿困脾证的鉴别。

如何正确诊断，避免误诊，需要注意：四诊合参，全面收集资料；鉴别诊断，注意阳黄与阴黄的鉴别；掌握每个证的辨证要点。

白色（水肿）

王某某，女，41岁，营业员。

常年久立，双下肢水肿，尤以左腿为重，按之凹陷不起，两腿酸沉无力，小便频数量少。查尿常规（-)，伴有自汗、短气、疲乏、带下量多。患者面色㿠白虚浮，神色萎靡。舌胖大，苔白润，脉浮无力。诊为气虚夹湿，水湿客于肌腠。当益气固表，利水消肿，治用防己黄芪汤加茯苓。

黄芪30克，防己15克，白术20克，茯苓30克，炙甘草10克，生姜3片，大枣4枚。

服14剂，下肢水肿明显消退，气力有增。拟上方加党参10克，又进7剂，水肿全消，亦不乏力，舌脉如常，病愈。

（节选自《刘渡舟验案精选》）

1.主　诉　双下肢水肿多年。

2.临床表现　双下肢水肿，以左腿为重，按之凹陷不起，两腿酸沉无力，小便频数量少。伴有自汗、短气、疲乏、带下量多。面色㿠白虚浮，神色萎靡。舌胖大，苔白润，脉浮无力。

3.证候名称　气虚夹湿证。

4.辨治导图

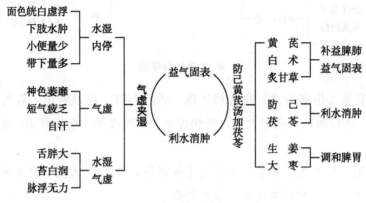

▲　水肿辨治导图

5.证候分析　患者因常年久立而致下肢水肿，伴见汗出、短气、身重、脉浮等，为气虚夹湿证，为脾肺气虚、卫气不固、湿邪内浸所致。面色㿠白虚浮，双下肢水肿，两腿酸沉无力，小便频数量少，带下量多，为水湿内停。神色萎靡，自汗，短气，疲乏，为气虚。舌胖大，苔白润，脉浮无力，为水湿兼气虚之征。《金匮要略·水气病脉证并治》指出："风水，脉浮身重，汗出恶风者，防己黄芪汤主之。"防己黄芪汤功专益气固表、补益脾肺、渗利水湿，刘老常将其用于治疗气虚夹湿、表虚不固之水肿，甚为效验。脾虚湿盛者，加茯苓；水湿犯肺作喘，加麻黄；水气上冲者，加桂枝。

6.知识要点　面色淡白与㿠白的临床意义；阳水和阴水的鉴别。

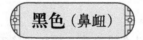

黑色（鼻衄）

王某某，男，21岁。

右侧鼻衄，反复发作两年。屡用凉血止血而效不显。就诊时，患者鼻衄不止，其势骇人，若以物堵鼻，则从口中流出。周身乏力，心慌气短，口干不欲饮，小便色黄。平时性情急躁易怒，大便2~3日一行，皮肤黧黑。舌质红，苔薄黄，脉弦细数。血小板计数为63×10^9/L。辨为肝气化热，迫血妄行，治以清肝凉血为法。

方用：水牛角粉6克（另冲），生地黄15克，白芍10克，牡丹皮10克，小蓟10克，龙胆草9克，白茅根30克，青黛6克，玄参15克，茜草10克，青、陈皮各9克，栀子

10克，泽泻10克。

此方服至10剂，鼻衄控制不发。唯仍有头晕，血小板升至105×10^9/L，舌红，苔薄黄，脉弦细小数。综合以上脉证，仍属血热未清之象，于上方清热凉血中，佐以清络之法。

生地黄15克，牡丹皮9克，赤、白芍各9克，当归9克，玄参15克，女贞子15克，青黛6克，连翘10克，金银花10克，莲子心6克，丹参12克，旱莲草12克。

又服10剂，其病痊愈。

（节选自《刘渡舟验案精选》）

1. 主　诉　鼻衄，反复发作2年。

2. 临床表现　平时性情急躁易怒，右侧鼻衄，反复发作2年，伴周身乏力，心慌气短，口干不欲饮，小便色黄，大便2～3日一行，皮肤黧黑。舌质红，苔薄黄，脉弦细数。

3. 证候名称　肝气化热，迫血妄行。

4. 辨治导图

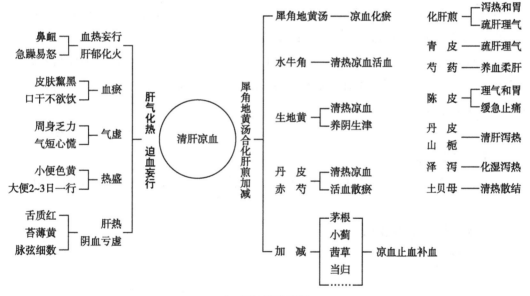

▲ 鼻衄辨治导图

5. 证候分析　肝为刚脏，内寄相火，肝气条达之时，此火生生不息。若肝气郁结，或肝阳亢盛，或湿热等邪化火侵及肝脏，而使内藏相火鸱张亢盛，一旦暴发，势不可挡，必见冲逆燔灼之证。患者平素急躁易怒，肝气有余化火，逼迫肝藏之血上逆妄行，则鼻衄不止。气随血耗，则周身乏力，气短，心悸；肝热入血，热煎血液，形成瘀血，则面色黧黑。口干不欲饮，常为湿、痰饮和瘀血阻滞气机，气不行津，津不上承于口所致，此案例为瘀血所致。大便2～3日一行，小便色黄，为热；舌质红，苔薄黄，脉细弦数，为肝热与阴血亏虚之象。治以清肝平肝，凉血止血之法，所用方药为犀角地黄汤合化肝煎。犀角地黄汤凉血止血，化肝煎凉血理气，俾肝火降，血热平，则衄血自止。

6.知识要点　血热证与脾不统血证出血的鉴别。

第三节　望形态

肥胖（高脂血症）

沈某，男，51岁。

形伟体丰，体重逾90公斤（千克），体检发现血脂极高。观其面色潮红，油光发亮，舌红苔黄垢厚，脉象弦滑且数，按之有力。血液生化检验示甘油三酯高达18.86mmol/L。辨为痰湿瘀阻，久之恐有中风之虞，治宜涤痰活血化瘀之法，用三子养亲汤加味。

药用：苏子10克，莱菔子10克，白芥子6克，冬瓜子10克，皂角子6克，赤芍10克，丹参10克，茜草10克。水煎服，每日1剂。

半月后复查，甘油三酯降为12.64mmol/L，患者信心大增，继服前方加柴胡6克，川楝子6克，焦三仙各10克。1月后复查甘油三酯降为7.56mmol/L，嘱其坚持控制饮食，加强锻炼，以善其后。

（节选自《赵绍琴临证验案精选》①）

1.主　　诉　肥胖。

2.临床表现　肥胖，血脂高，伴面色潮红，油光发亮。舌红苔黄垢厚，脉象弦滑且数，按之有力。

3.证候名称　痰湿瘀阻证。

4.辨治导图

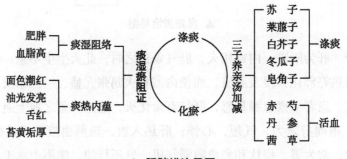

▲ 肥胖辨治导图

---

①　彭建中，杨连柱，赵绍琴. 赵绍琴临证验案精选［M］. 北京：学苑出版社，1996.

5. 证候分析　患者形体肥胖且血脂极高，肥人多痰湿，面色潮红，油光发亮，舌红苔黄垢厚，脉象弦滑且数，按之有力，为痰湿内蕴之象。痰蕴日久则血脉痹阻，形成痰瘀互结之证，治宜涤痰活血化瘀之法。

肥胖的病因与饮食失节、缺乏运动、年老体弱、先天禀赋有关；病理因素以痰湿为主，与水饮、气滞、血瘀、胃火密切相关。正如前人所说"肥人多痰""肥人多湿"。

【原按】凡形伟体肥，舌滑苔腻，脉象弦滑有力者，多属痰湿瘀阻，可以借用治疗痰喘的三子养亲汤，加冬瓜子，皂角子，为五子涤痰汤，以涤痰消腻。临床应用可随证加减，或配赤芍、丹参、茜草以活血化瘀，或配柴胡、黄芩、川楝子以泻肝热，或配焦三仙、水红花子以疏调三焦，便干结者必用大黄通之；对高脂血症、单纯性肥胖等均有较好的治疗效果。若有肢体麻木疼痛，可加丝瓜络、桑枝等通络之品；有下元不足，表现为上盛下虚者，可加杜仲、川续断、补骨脂。而用诸子涤痰则为必用之法，乃赵师治痰之心法也。

6. 知识要点　痰证的辨证要点。

瘦弱（疳积）

黄某，女，4 岁。

因疳积发热 4 个多月不退，前来就诊。据述 1 年前，高烧吐泻，住院治疗后，身体未能复原，遗留食少、神疲、唇红口干诸症，形体干瘦，手足心热。后因食滞腹满求医，某医不审体质，妄用燥湿健脾、杀虫消疳之品，病情加剧，出现大便干结、肚腹膨大、晚间盗汗、低热不退诸症。经胸部 X 线检查未见结核病灶。刻诊，患儿脸形瘦削，面黄颧红，舌红少苔，唇干燥裂，腹部菲薄，脉细无力。治宜滋肾养胃，气阴双补。重用甘寒之品，以退疳热。

沙参 10 克，生地黄 10 克，麦冬 6 克，白芍 6 克，石斛 6 克，天花粉 10 克，山药 10 克，鳖甲 6 克，银柴胡 3 克，地骨皮 3 克，薏苡仁 10 克，谷芽 5 克。

服 10 剂后低热退，盗汗止，口渴减，眠食佳，大便畅，获愈。

（节选自《中医误诊学》①）

1. 主　　诉　疳积发热 4 月余。

2. 临床表现　疳积发热，食少，神疲，唇红口干，形体干瘦，手足心热，大便干结，肚腹膨大，晚间盗汗，低热不退，脸形瘦削，面黄颧红。舌红少苔，唇干燥裂，腹部菲薄，脉细无力。

3. 证候名称　气阴两虚证。

---

① 李灿东.《中医误诊学》. 福州：福建科学技术出版社，2003.

4. 辨治导图

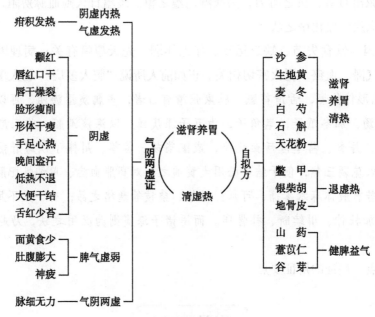

▲ 疳积辨治导图

5. 证候分析　疳之为病，由虚所致。积由虚起，疳由虚生。然虚证之中有气虚与阴虚之别，病位有在脾与在肾的不同。本案例患儿之病由高热吐泻后饮食不节所致，症见唇红口干、形体消瘦、手足心热，此为邪热伤津，气阴又伤，加之积久生热，虚火妄动，导致疳热不退。疳热长期不退，耗伤气阴，初则损伤脾气，久则耗伤肾气。倘若一线垂危之阴消亡，阴阳离决，便成死证。而医者又用苦寒香燥之品，终致失误。对于小儿应慎用消疳攻积之品，如山楂、枳实、槟榔、三棱、莪术、大黄等，若过用则损伤胃气，甚至败坏脾阳，致腹泻不止。

6. 知识要点　阴虚与气虚证的辨证要点。

第二章 闻 诊

第一节 听声音

音 哑

张某某，女，36岁。

患音哑四年，迭用中西药治疗无效。患者系个体经商者，常年高声叫卖，兜售货品，口中干燥时而无暇饮水，渐至声音发生嘶哑。来诊时音哑较重，声音不响，说一句话很费力气。自觉咽喉不爽，连及项下血脉拘紧，气短乏力，咽干，口渴喜饮，痰中有时挟带血丝，大便偏干，舌质暗红少津，脉来细数。此为久劳伤肺，肺之津亏火旺之候。治宜养阴补肺，润燥生津。刘老选用补肺阿胶汤：

阿胶10克（烊化），马兜铃5克，牛蒡子6克，杏仁10克，粳米12克，生甘草5克。7剂。嘱其勿食辛辣食品。

二诊：音哑明显好转，气力有增，大便正常。然仍感咽喉不舒，痰中带血丝，效不更方，嘱继服5剂而病愈。

（节选自《刘渡舟验案精选》）

1. 主　诉　音哑4年。

2. 临床表现　音哑，声音不响，自觉咽喉不爽，连及项下血脉拘紧，气短乏力，咽干，口渴喜饮，痰中有时挟带血丝，大便偏干。舌质暗红少津，脉细数。

3. 证候名称　肺阴虚证（脏腑辨证）。

4. 辨治导图　见下页。

5. 证候分析　患者常年高声叫卖，耗气伤阴，无暇饮水，阴津匮乏。肺主一身之气，气动则有声，声由喉出，肺之气阴不足，声音难出，则音哑，为金破不鸣。高声叫卖，言多耗气伤阴，则气短乏力。肺阴不足，津不上承，咽喉失其濡养，则咽干，咽喉不爽，连及项下血脉拘紧。阴虚阳亢，热灼津液，炼液生痰，热迫血妄行，则痰中带血丝。阴虚内

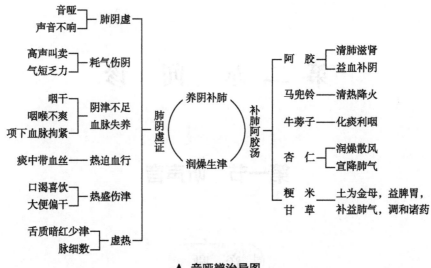

▲ 音哑辨治导图

热，热盛伤津，上不能荣润口舌，则口渴喜饮，下不能濡润大肠，则大便偏干。舌质暗红少津，脉细数，为阴虚内热之象。

6.知识要点 音哑实证与虚证的鉴别；"金破不鸣"与"金实不鸣"的概念及其病因病机。

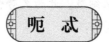

马某某，女，70岁。

因生日多食酒肉而发生呃忒（编者注：今称呃逆），声震屋瓦，不得安宁。头之两侧太阳穴因打呃而酸痛。其人口苦而臭秽，且燥渴欲饮，腹满便秘，小溲黄赤，舌苔腻，脉滑。辨为肝胃火气上冲所致，《素问·至真要大论》所云"诸逆冲上，皆属于火"之谓也。治当苦寒直折，使其火降则呃自止也。

黄连10克，黄芩10克，黄柏10克，栀子10克，大金钱草20克，白花蛇舌草15克，龙胆草8克。

连服3剂，病衰大半。转方用黄连导赤汤，促使火热之邪从小便而出。

黄连10克，生地黄30克，木通10克，竹叶15克，生甘草6克。

服5剂而病瘥。

（节选自《刘渡舟验案精选》）

1.主　诉 呃忒。

2.临床表现 呃忒，头两侧太阳穴酸痛，口苦，口气臭秽，小便黄赤，燥渴欲饮，腹满便秘，舌苔腻，脉滑。

3.证候名称 肝胃火旺（脏腑辨证）。

4. 辨治导图

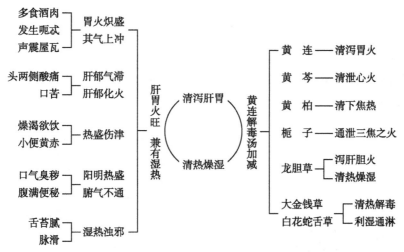

▲ 呃忒辨治导图

5. 证候分析 患者因生日多食酒肉而发生呃忒，胃气积热而气上冲，脾胃升降失司，土虚木乘，肝气郁滞，气郁化火，则头两侧太阳穴酸痛，口苦。胃肠阳明热盛，腑气不通，则口气臭秽，燥渴欲饮，腹满便秘，小便黄赤。舌苔腻，为脾胃之清气夹杂胃中湿热浊气上承舌面而成；脉滑，为食滞湿热之象。

【原按】胃为阳腑，喜润恶燥，胃火炽盛，其气上冲，则可致呃逆、呕吐之症。因火性急速，故火气上逆，多发病急骤，且声音洪亮。患者年高，脾胃功能衰退，过食肥甘，消化不及，致使肠胃积热，故伴有口臭腹满、溲赤、便结等症。治当清泻胃中火热，方选黄连解毒汤加味，苦寒直折，令火邪下降，从三焦而去。又因其舌苔腻，脉滑，兼夹湿热浊邪为患，故加大金钱草、白花蛇舌草、龙胆草清湿热，毕其功于一役也。正如《景岳全书》所说："热呃可降可清，火静而气自平也。"

6. 知识要点 胃热证与肝胃不和证的鉴别；呃逆、口苦和口臭的临床意义；头痛与经络的关系。

呕吐（中暑）

张某某，男，24岁。

头晕恶心，呕吐酸腐痰水，舌白滑腻，脉象濡滑且数。暑热外受，痰浊中阻，用芳香宣化方法，以定其吐。

佩兰 10 克（后下），藿香 10 克（后下），香薷 6 克，川黄连 6 克，半夏 10 克，苏梗 10 克，竹茹 6 克，枳壳 6 克，厚朴 6 克，白芷 6 克（后下），炙枇杷叶 10 克，焦三仙各 10 克，白茅根、芦根各 10 克，3 剂。

药后吐止，头晕恶心皆除，停药观察，休息数日而愈。

（节选自《赵绍琴临证验案精选》）

1. 主　诉　头晕恶心，呕吐酸腐痰水。

2. 临床表现　头晕恶心，呕吐酸腐痰水，舌白滑腻，脉濡滑数。

3. 证候名称　暑热痰湿证。

4. 辨治导图

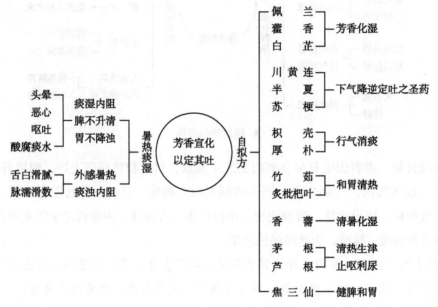

▲ 呕吐（中暑）辨治导图

5. 证候分析　暑热之季，暑多夹湿。本病因为感暑热之邪，暑热引动痰湿，脾胃运化失职所致。痰湿内阻，清阳不升，则头晕。暑热夹杂痰浊之邪气，凝滞于胃，胃气上逆，则恶心，呕吐酸腐痰水。舌白滑腻，脉濡滑数，为外感暑热、痰浊中阻之象。

6. 知识要点　暑淫证候、湿淫证候和痰证的临床表现及其辨证要点。

第二节　嗅气味

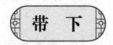

白某某，女，38岁。

体肥而白带反多，且有秽浊气味。久治不愈，视之皆为治湿热之药。切其脉沉缓，视其苔白滑不燥。

疏方：白术 30 克，干姜 14 克，茯苓 30 克，炙甘草 10 克。

服至 5 剂，白带减少大半，至 10 剂则痊愈。进修学生张君不解，问曰：带为湿浊之邪，味臭秽自是"湿热"所变。先生竟用"肾着汤"之温燥而又反加重干姜之剂量，不知其理为何也？刘老曰：其人脉沉缓是为阴，是为寒湿，寒湿带下味秽，乃湿郁阳气而使之然。今方去其寒湿，则使下焦阳气不为湿邪所著，是以带止而味亦自除也。

（节选自《刘渡舟验案精选》）

1. **主 诉** 白带量多，味秽浊。

2. **临床表现** 体肥，白带量多，味秽浊，舌苔白滑不燥，脉沉缓。

3. **证候名称** 脾阳不运，寒湿下注。

4. **辨治导图**

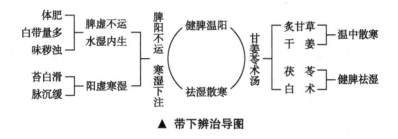

▲ 带下辨治导图

5. **证候分析** 患者体肥，胖人多痰湿，脾虚不运，阳虚寒湿下注，则白带多，有秽浊气味，舌苔白滑不燥，脉沉缓。

【原按】妇人带下，属热属寒，当据证而断。本案带下见舌苔白滑不燥，脉象沉缓，更无口渴、溲赤、便结之症，则为阴寒之证，故不可只据带下秽浊味臭而断为有热。前医不识，率用寒药治之，必然久治不愈。本证为脾阳不运，寒湿下注所致，故以《金匮》甘姜苓术汤（又名"肾着汤"）燠土以制水。土健则湿去，脾通则寒除，带下自能痊愈。

6. **知识要点** 中医诊断学的三大原则；脾阳虚证与寒湿困脾证的鉴别。

第三章 问 诊

第一节 问寒热

风寒表证

刘某某，男，50 岁。

隆冬季节，因工作需要出差外行，途中不慎感受风寒邪气，当晚即发高热，体温达 39.8℃，恶寒甚重，虽覆两床棉被仍洒渐恶寒，发抖，周身关节无一不痛，无汗，皮肤滚烫而咳嗽不止。视其舌苔薄白，切其脉浮紧有力，此乃太阳伤寒表实之证。《伤寒论》云："太阳病，或已发热，或未发热，必恶寒，体痛，呕逆，脉阴阳俱紧者，名曰伤寒。"治宜辛温发汗，解表散寒。方用麻黄汤。

麻黄 9 克，桂枝 6 克，杏仁 12 克，炙甘草 3 克，1 剂。

服药后，温覆衣被，须史，通身汗出而解。

(节选自《刘渡舟验案精选》)

1. 主　　诉　恶寒发热 1 天，伴周身疼痛、咳嗽。

2. 临床表现　恶寒发热，无汗，周身关节疼痛，咳嗽，舌苔薄白，脉浮紧。

3. 证候名称　（太阳）伤寒表实证（六经辨证），或表寒实证（八纲辨证），或风寒表证（病因辨证）。

4. 辨治导图　见下页。

5. 证候分析　患者因冬季出行，不慎外感风寒而发病。急性起病，恶寒发热俱重，所谓"有一分恶寒，便有一分表证"。该患者舌苔薄白，薄白为邪之轻浅，加之无口渴、欲吐、烦躁，说明无传变之势，尚未入里，病位在表。风寒之邪侵袭太阳之表，卫气郁遏，温煦之功失职，故恶寒甚，虽覆棉被而不减，与少阴阳虚之畏寒不同。风寒之邪客于肌表，寒性收引凝滞，故脉紧；卫气郁而抗邪于外，故脉浮；正邪交争，卫阳郁遏，则发热。营阴郁滞，经脉不通，不通则痛，故有身痛、腰痛、骨节疼痛，而与发汗后身疼痛之桂枝新加汤不同（不荣则痛）。寒邪束于体表，汗孔自闭，则无汗。皮毛内合于肺，寒邪束表，肺失宣降，则咳嗽。

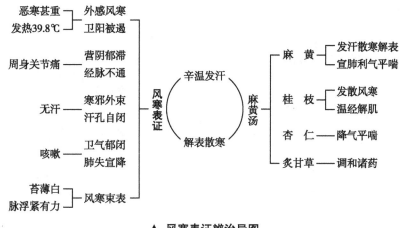

▲ 风寒表证辨治导图

6. 知识要点 表证与半表半里证、里证的鉴别；表寒证与表热证、表虚证的鉴别。

第二节 问 汗

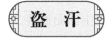

盗 汗

罗某某，男，45岁。

夜寐盗汗有两个月。寐则汗出，寤则汗止。曾服"六味地黄丸""枣仁安神液"等药弗效。汗出多时，沾湿衣被。并见胸痛，头晕（血压 160/100mmHg），五心烦热，口干，睡眠不宁。发热 37.2℃，大便偏干，小便略黄。视其面色缘缘而赤，舌红苔薄黄，脉来洪大。辨为阳盛阴虚，阴被阳逼，营不内守之证。治当泻火滋阴止汗，方用当归六黄汤加味。

生地黄 20 克，当归 20 克，黄芩 4 克，黄芪 14 克，熟地黄 12 克，黄柏 10 克，黄连 4 克，知母 10 克，鳖甲 16 克，煅牡蛎 16 克。

服药 14 剂，盗汗停止，血压降至 120/80mmHg，诸症皆随之而愈。

（节选自《刘渡舟验案精选》）

1. 主 诉 夜寐盗汗 2 个月。

2. 临床表现 夜寐盗汗，寐则汗出，寤则汗止，汗出多时，沾湿衣被。并见胸痛，头晕，面赤，五心烦热，口干，睡眠不宁，大便偏干，小便略黄。舌红苔薄黄，脉来洪大。血压 160/100mmHg，体温为 37.2℃。

3. 证候名称 阳盛阴虚证。

4.辨治导图

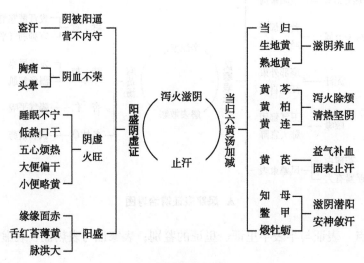

▲ 盗汗辨治导图

5.证候分析　患者寐则汗出，醒则汗止，为盗汗。因阴虚内热，入睡时，卫阳入里，不能固密肌表，虚热蒸津液外泄而致。虚热内蒸，则口干，低热，五心烦热，大便偏干，小便略黄。热扰心神，则睡眠不宁。阴血不荣，则胸痛，头晕。面色缘缘而赤，舌红苔薄黄，脉洪大，为阳热亢盛征象。

面色缘缘而赤：出自《伤寒论》，指满面通红，而且从表皮到深层都很红，有别于两颧嫩红。本案中的面色缘缘而赤为阳盛与阴虚并见所致。患者体温37.2℃，感受外邪所致，此病见于素体阴虚火旺的中老年人，复感外邪，阳明火盛，此时以标证为主，阳明火盛叠加阴虚火旺。

6.知识要点　盗汗的概念及其病因病机；阴虚证的临床表现。

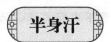

丁某，女，16岁，学生。

自述半月前参加抗旱劳动，冒暑之后，渐觉左侧手足麻木，稍感酸痛，继而手足颤动，左手偏废，掌不能握，指不能摄，左腿麻木痿软，站立不稳，行走不便，虽经治疗而病势犹增。

以为偏枯，为风中经络、营卫失调所致，循常法，投以补阳还五汤加防风。服药3剂，偏枯未解，手足麻木加剧，添心烦，口苦，舌红苔黄，脉数，且患者身体右侧蒸蒸自汗，而麻木偏废之左侧却无汗。后改用李东垣《兰室秘藏》之当归六黄汤合通络之品治之。

处方：生黄芪30克，当归10克，生地黄10克，熟地黄10克，黄芩10克，黄连3

克，黄柏 10 克，地龙 12 克，忍冬藤 15 克，丝瓜络 12 克。

此方连进 5 剂，诸症悉减。继进 5 剂，其病痊愈。

（节选自《疑难病辨治回忆录：熊继柏临证医案实录 2》[①]）

1. 主　　诉　左手偏废，左腿麻木痿软半月。

2. 临床表现　左侧手足麻木、酸痛，手足颤动。继而左手偏废，掌不能握，指不能摄，左腿麻木痿软，站立不稳，行走不便，身体右侧蒸蒸自汗，而左侧无汗，伴心烦，口苦，舌红苔黄，脉数。

3. 证候名称　火热炽盛，经络不通。

4. 辨治导图

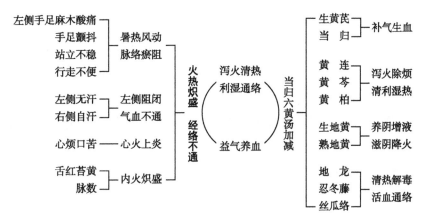

▲ 半身汗辨治导图

5. 证候分析　患者因参加抗旱劳动冒暑而病。暑五行属火，热极生风，风中经络，脉络瘀阻，则手足麻木、颤动，发展为偏枯。一侧肢体或左或右偏废不用，称之半身不遂或偏风或偏枯。《医宗必读·真中风》指出："譬如树木，或有一边津液不荫注，而枝叶偏枯，故知偏枯一证，皆由血气不周。"暑邪耗气伤津，肢体失养，营卫失调，经络阻闭，气血运行不畅，肢体左侧不用，则左侧手足麻木酸痛，左腿麻木痿软，左手偏废，左侧无汗（肢体右侧经络通畅，则有汗出，右侧自汗）。

患者冒暑，热极生风，初诊宜清热祛风止痉，但服用补阳还五汤加防风，偏枯未解，手足麻木加剧，增心烦、口苦、舌红、苔黄、脉数。因补阳还五汤主治气虚血瘀证，重用黄芪大补元气，仅有少量活血通络之品（当归、川芎、赤芍、桃仁、红花、地龙）。暑多夹湿，又服补药而敛邪，助湿生热，暑气通于心火，则心烦，口苦，舌红苔黄，脉数。治以泻火清热利湿通络，益气养血，用当归六黄汤加减。

6. 知识要点　半身汗的病因病机。

① 熊继柏学术思想与临证经验研究小组. 疑难病辨治回忆录：熊继柏临证医案实录 2［M］. 北京：中国中医药出版社，2011.

第三节 问头身

头痛（低血压）

王某某，女，60岁。

头痛经常发作，痛在巅顶，连及前额。常自购止痛片或止痛粉止痛，颇效。脉象沉细无力，舌白润质嫩胖，有齿痕，经查血压偏低。禀赋薄弱，清阳不升，宜升和清阳方法，用代茶饮。

川芎40克，白芷10克。

水煎代茶饮，不拘时候。上方服之痛止，可与止痛片媲美。

（节选自《赵绍琴临证验案精选》）

1. 主　诉　头痛反复发作。

2. 临床表现　头痛经常发作，痛在巅顶，连及前额，舌白润质嫩胖，有齿痕，脉沉细无力。血压偏低。

3. 证候名称　禀赋薄弱，清阳不升。

4. 辨治导图

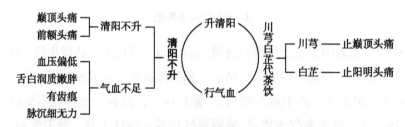

▲ 头痛辨治导图

5. 证候分析　患者头痛经常发作，60岁，气血不荣则痛。巅顶和前额痛，为肝胃经络气血不调所致。舌白润质嫩胖，有齿痕，脉细，为气血不足之象。

【原按】头为诸阳之会。若清阳不能上承，则浊阴必犯清窍，而为头痛、目涩之类。患者痛在巅顶，厥阴所过，连及前额，阳明之区……此方针对本病而设，川芎入厥阴，达巅顶，止巅痛，白芷入阳明，达前额，升清阳。二药合用，止头痛之效大增。故饮之即效。若不愿煎煮，用沸水浸泡亦可。

6. 知识要点　头痛与经络的关系。

第四节 问胸胁脘腹

胸 痹

何某，男，66岁。

因"突发胸痛9小时"入院，入院后查心电图提示ST段抬高型心肌梗死，绿色通道行冠状动脉造影提示右冠脉闭塞，紧急行PCI术血运重建。术后，转ICU监护治疗。术后患者心电图提示ST段较前回落，仍有胸闷痛，但较术前明显缓解；血脂LDL-C、总胆固醇异常，术后予阿司匹林、替格瑞洛双重抗血小板治疗，阿托伐他汀调脂稳斑。术后第2天，患者仍有胸闷，疲倦乏力，纳差，少许痞闷，舌淡暗，苔白腻，脉濡缓。初始以活血化瘀为法，处方中药含丹参、红花等，但疗效一般，患者诉疼痛无明显改变。再根据证候予瓜蒌薤白半夏汤加减，疗效欠理想，患者仍有胸闷。换用平胃散加减方：

厚朴20克，苍术20克，陈皮10克，法半夏15克，莪术15克。

3剂后，患者胸闷症状改善，胃口好转，舌苔从白腻转薄白，脉仍濡缓。出院后继续用方1周，复诊见胸闷症状消失，纳眠可，二便调，舌淡暗，舌苔薄白，脉平缓。

（选自广东省中医院二沙岛医院心衰中心病案）

1. **主 诉** 突发胸痛9小时。
2. **临床表现** 胸痛，胸闷，疲倦乏力，纳差，少许痞闷，舌淡暗，苔白腻，脉濡缓。
3. **证候名称** 痰湿阻滞，兼有血瘀。
4. **辨治导图**

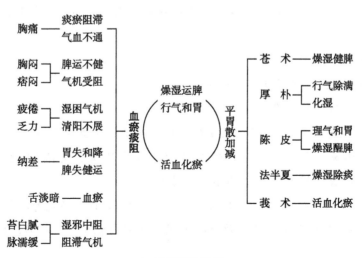

▲ 胸痹辨治导图

5. 证候分析　患者久居岭南，发病时值长夏，为湿邪最盛之际，加上体内痰浊，内外交结导致胸闷缠绵反复。湿为阴邪，重着黏腻，阻遏气机的同时易耗伤气机，故患者深感疲倦乏力；气机不能升降，胃失和降，脾气无力运化水谷，则纳差。舌淡暗，苔白腻，脉濡缓，都是痰湿中阻的表现。常规活血化瘀之法不适用于此案例的原因有二：一方面，血瘀堵闭是既成事实，经过介入的直接干预及西药的抗聚、抗凝等治疗，"通瘀"的效果已经很明显了，中医疗法很难在此方面更进一步；另一方面，症状以痰湿证候为主，当以化痰祛湿为主，虽然瓜蒌薤白半夏汤化痰之力也很强，但其效果不佳的主要原因是痰湿和血瘀很难截然分开，二者甚至是一个连续的过程，所以治则应是化痰祛湿兼顾活血化瘀，故换用平胃散加减方。

6. 知识要点　心脉痹阻证的概念、病因病机、分型及其辨证要点。

第五节　问耳目

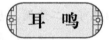

耳鸣

李某，女，64岁。

耳鸣，头昏月余。素患咳喘之疾，月前又因操劳过度而发耳鸣，其声若蝉，无休无止，夜间尤甚，头昏不清，咳嗽，吐黄黏痰，腰膝无力。曾在某院诊治，历服补肺润肺、止咳化痰类中药数十剂，诸症不减。近日耳鸣头昏益甚，心烦失眠，口干而渴，午后微觉身热，因其苦于耳鸣嘈杂，故来应诊。检查：双侧耳膜正常，听力检查基本正常，舌红，少苔，脉细数。

诊断：耳鸣。

辨证：肾精亏虚，虚火上炎，扰乱清窍。

治则：滋肾益精，降火熄鸣。

方药：耳聋左慈丸加减。熟地黄20克，山药10克，山萸肉10克，泽泻12克，茯苓12克，牡丹皮10克，五味子10克，磁石20克，知母12克，黄柏10克，生龙骨、牡蛎各15克，枣仁15克，栀子10克，水煎服，每日1剂。

复诊：服药3剂，病人喜而告曰，服首剂药后约一时许，顿觉身轻神慧，头清鸣减，烦躁转安。药尽，病愈大半，唯咳嗽吐痰不减。上方去栀子、生牡蛎，加桑白皮10克，杏仁10克，麦冬10克，贝母10克。

三诊：药服6剂，诸症皆瘥，咳喘休作。为善其后，嘱服六味地黄丸1个月，以杜病源。

（节选自《中医误诊学》）

1.主　诉　耳鸣月余。

2.临床表现　耳鸣，头昏不清，腰膝无力，心烦失眠，口干而渴，午后身热，舌红，少苔，脉细数。

3.证候名称　肾精亏虚，虚火上炎证。

4.辨治导图

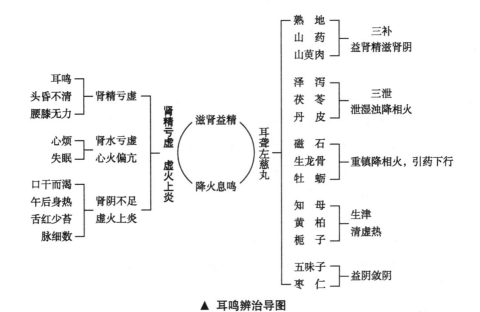

▲ 耳鸣辨治导图

5.证候分析　肾开窍于耳，患者年逾花甲，肾精已亏，又因操劳过度，耗伤肾阴，致使虚火妄动而促发耳鸣之疾。患者素有咳喘，因劳累而发耳鸣，二者当有缓急之分，然前医见咳治肺，对耳鸣症状不予治疗，由于缓急主次误辨，故疗效不佳。此时耳鸣已经影响患者睡眠，成为患者痛苦的主要来源，故应先从耳鸣辨治。肾主骨生髓，肾阴不足，髓减骨弱，骨骼失养，故腰膝无力；脑海失充，则耳鸣。除耳鸣外，患者尚有心烦失眠、口干而渴、午后微觉身热等症，心肾为水火既济之脏，肾水亏虚，水火失济，则心火偏亢，致心神不宁，而见心烦失眠；相火妄动，虚火上炎，则口干而渴；肾阴亏虚，虚热内生，则午后微觉身热。舌红，少苔，脉细数，为肾精亏虚、虚火上炎之象。

6.知识要点　耳鸣实证与虚证的鉴别。

第六节　问饮食与口味

舌痛口咸食不知味

任某，女，78岁。

中年丧夫，携四子三女寡居，为子女生计婚嫁百般操劳，及古稀之年，方得稍安。近年来病魔缠身，日夜不安。最苦舌两边生疮疼痛，口咸，食不知味，难分苦辣酸甜，多处就医乏效，其女携至我处就诊。舌苔黄厚腻，舌两边生疮，舌质偏红，脉弦滑数。

医用大黄黄连泻心汤、柴胡疏肝散等，皆不应。思之良久，乃有所得。改用龙胆泻肝汤合苓桂术甘汤出入：

龙胆草10克，焦山栀10克，黄芩10克，柴胡6克，车前子10克（包），泽泻10克，川黄连6克，茯苓15克，焦白术10克，生薏苡仁30克，石菖蒲10克，广郁金10克，远志10克，橘络10克，肉桂粉2克（吞），生甘草5克。

药入14剂，舌边疼痛大减，食稍知味，咸味亦减，黄腻苔已去其半，原方4周，计28剂，苔净，舌痛除，咸味消，食已知味，其功告成。

（节选自《中医临床验案四百例传心录》[①]）

1. 主　　诉　舌边生疮疼痛，口咸，食不知味数年。

2. 临床表现　舌两边生疮疼痛，口咸，食不知味，难分苦辣酸甜，舌苔黄厚腻，舌质偏红，脉弦滑数。

3. 证候名称　肝胆湿热证。

4. 辨治导图　见下页。

5. 证候分析　患者中年丧偶，肝郁不遂，久而生火；操劳过度，五志厥阳之火暴涨，同气相召，气火相加；久劳伤脾，健运失司，湿浊阻滞。湿得火而沸，火得湿而蒸，二者互结，湿热蕴结肝胆，则舌两边生疮疼痛，舌红苔黄腻。肝肾同源，少阴相火引动，挟肾水循经上逆舌本，故口咸。湿热蕴脾，久而熬炼为痰，痰湿阻滞舌窍，则食无味，难分苦辣酸甜。脉弦滑数是肝胆湿热之象。

6. 知识要点　肝胆湿热证与脾胃湿热证的鉴别。

---

① 赵国仁. 中医临床验案四百例传心录 [M]. 北京：人民卫生出版社，2012.

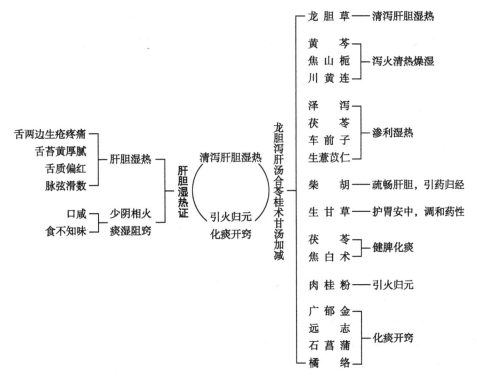

▲ 舌痛口咸食不知味辨治导图

第七节 问睡眠

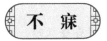

李某某，男，49岁，编辑。

患失眠已两年，西医按神经衰弱治疗，曾服多种镇静安眠药物，收效不显，自诉入夜则心烦神乱，辗转反侧，不能成寐。烦甚时必须立即跑到空旷无人之地大声喊叫，方觉舒畅。询问其病由，素喜深夜工作，疲劳至极时，为提神醒脑起见，常饮浓厚咖啡，习惯成自然，致入夜则精神兴奋不能成寐，昼则头目昏沉，萎靡不振。视其舌光红无苔，舌尖宛如草莓之状红艳，格外醒目，切其脉弦细而数。脉证合参，此乃火旺水亏，心肾不交所致。治法当以下滋肾水，上清心火，令其坎离交济，心肾交通。

黄连12克，黄芩6克，阿胶10克（烊化），白芍12克，鸡子黄2枚。

此方服至3剂，便能安然入睡，心神烦乱不发，续服3剂，不寐之疾，从此而愈。

（节选自《刘渡舟验案精选》）

1. 主　诉　失眠2年。

2. 临床表现　入夜心烦，难以入寐，昼则头目昏沉，萎靡不振，舌光红无苔，舌尖红艳，脉弦细而数。

3. 证候名称　心肾不交证（脏腑辨证）。

4. 辨治导图

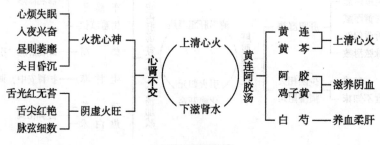

▲ 不寐辨治导图

5. 证候分析　患者因长期深夜工作，思虑过度，暗耗心阴，而致心火妄动，火扰心神，故心烦神乱，难以入寐。心火不下交于肾，肾水不能上济于心，故入夜难眠，昼则头目昏沉，萎靡不振。患者喜饮咖啡，而咖啡苦燥助火伤阴，进一步加重病情。舌光红无苔，舌尖红艳，脉弦细而数，皆为火盛水亏阴虚之象。《辨证录》曰："夜不能寐者，乃心不交于肾也……心原属火，过于热则火炎于上，而不能下交于肾。"故辨为不寐中的心肾不交之证。

6. 知识要点　失眠四种证型的辨证要点及其鉴别。

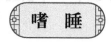

嗜　睡

吕某，男，45岁。

自述春节期间酗酒后嗜睡，现每日昏昏欲睡，时有低热，反应迟钝，面色暗浊，大便不畅，舌红苔白而腻，脉濡数。证属湿阻热郁，气机不畅。治以芳香宣化，宣展气机。

方药：蝉蜕、片姜黄、炒山栀、前胡、苏叶各6克，僵蚕、淡豆豉、藿香、佩兰、大腹皮、槟榔各10克，大黄1克。

服药7剂后，嗜睡减轻，发热未作，再以上方去藿香、前胡，加防风6克、白蔻仁4克。服药20余剂，嗜睡愈，精神爽，饮食二便如常。

（节选自《赵绍琴临证验案精选》）

1. 主　诉　嗜睡半年余。

2. 临床表现　每日昏昏欲睡，时有低热，反应迟钝，面色暗浊，大便不畅，舌红苔白而腻，脉濡数。

3. 证候名称　湿阻热郁，气机不畅证（病因辨证）。

4. 辨治导图

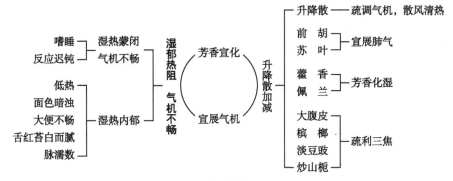

▲ 嗜睡辨治导图

5. 证候分析 酒由谷物酿造，其湿热盛，过度饮酒会使患者湿热壅盛。湿热蒙闭，气机不畅，神明失聪，则嗜睡，反应迟钝。湿热内蒸，则时有低热。面色暗浊，舌红苔白而腻，脉濡数，皆为湿热之象。

升降散（《伤寒瘟疫条辨》），以僵蚕为君，蝉蜕为臣，姜黄为佐，大黄为使，米酒为引，蜂蜜为导，六法俱备，而方乃成。僵蚕味辛苦气薄，喜燥恶湿，得天地清化之气，轻浮而升阳中之阳，故能胜风除湿，清热解郁，从治膀胱相火，引清气上朝于口，散逆浊结滞之痰也；蝉蜕气寒无毒，味咸且甘，为清虚之品，能祛风而胜湿，涤热而解毒；姜黄气味辛苦，性温，无毒，祛邪伐恶，行气散郁，能入心脾二经，建功辟疫；大黄味苦，大寒无毒，上下通行，亢盛之阳，非此莫抑。僵蚕、蝉蜕，升阳中之清阳；姜黄、大黄，降阴中之浊阴，一升一降，内外通和，杂气流毒顿消，温病表里三焦之热全清。杨栗山云："名曰升降，亦（表里）双解之别名也"，因之命名"升降散"。

【原按】酗酒后出现嗜睡，必与嗜酒相关。治用升降散疏调气机，加前胡、苏叶宣展肺气，气化则湿邪亦化；藿香、佩兰芳香化湿，大腹皮、槟榔、淡豆豉发越陈腐，疏利三焦。服之气机展，三焦畅，湿热去，则热退神清矣。

6. 知识要点 嗜睡证型的辨证要点及其鉴别。

第八节 问二便

泄泻（过敏性结肠炎）

朱某，女，50 岁。

　　患者晨起即泻1年余，曾用四神丸、黄连素、参苓白术散等药治疗均无效。并伴有中脘堵闷，两胁胀痛，心烦急躁，夜寐梦多，舌红苔白厚腻，脉弦滑且数。证属肝经郁热，木郁克土。治以疏调木土，以泻肝热。

　　方药：蝉蜕、片姜黄、防风、白蔻仁各6克，僵蚕、荆芥炭、陈皮、白芍、猪苓各10克，冬瓜皮、灶心土各30克（先煎）。

　　服药7剂后晨泻止，大便成形，中脘堵闷见舒，仍心烦梦多，再以上方去冬瓜皮、猪苓加川楝子6克，调服1周，以巩固疗效。

（节选自《赵绍琴临证验案精选》）

1. 主　　诉　晨起即泻1年余。

2. 临床表现　晨起即泻，中脘堵闷，两胁胀痛，心烦急躁，夜寐梦多，舌红苔白厚腻，脉弦滑且数。

3. 证候名称　肝经郁热，木郁克土证（脏腑辨证）。

4. 辨治导图

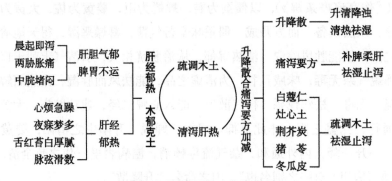

▲ 泄泻（过敏性结肠炎）辨治导图

5. 证候分析　晨起即泻，为五更泻。黎明是阳气发动之时，于四季为春，肝胆所主之时。患者两胁胀痛，中脘堵闷，乃肝脾不和、气机不畅所致。脾运化水湿失职，则腹泻。肝郁化热，则心烦急躁，夜寐梦多，舌红苔白厚腻，脉弦滑数。

　　【原按】晨起即泻，俗称五更泄，又名肾泻，古法作肾阳虚，习用四神丸之类，然获效者鲜。此案证属肝经郁热，木郁克土，故用升降散合痛泻要方为治。古人云，痛泻证，泻责之脾，痛责之肝，故腹痛即泻，泻后痛减，明是肝木克土之征。故当疏调木土为治，岂可一味温补兜涩耶？虽久泻未必皆虚，凡泻势急暴、出黄如糜、肛门灼热者虽无腹痛，亦作肝郁火迫看，不可妄投补涩。

6. 知识要点　五更泻的病因病机；泄泻的常见证型及其鉴别。

便秘（习惯性便秘）

陆某，女，26岁。

患者自1992年元月初产后，大便一直3～7日一行，经常服用麻仁丸、润肠丸等。就诊时，体质肥胖，头目眩晕，心烦急躁，脘腹胀满，纳食不佳，下肢轻度浮肿，大便近2周未行，舌红苔腻，脉濡滑且数。证属湿热积滞于胃肠，升降失常。治以疏调气机升降，除湿清热通便。

方药：蝉蜕、片姜黄、枳壳、防风各6克，僵蚕、大腹皮、槟榔、焦三仙各10克，瓜蒌30克，大黄2克。嘱其忌食肥甘厚腻。

服药7剂后，大便日行2次，偏稀，余症皆减。原方改大黄1克，去瓜蒌加莱菔子10克，隔日1剂，连服3周，诸症皆愈，体重亦有所减轻。

（节选自《赵绍琴临证验案精选》）

1. 主　诉　便秘半年。

2. 临床表现　体质肥胖，头目眩晕，心烦急躁，脘腹胀满，纳食不佳，下肢轻度浮肿，大便不畅，舌红苔腻，脉濡滑且数。

3. 证候名称　湿热积滞证（病因辨证）。

4. 辨治导图

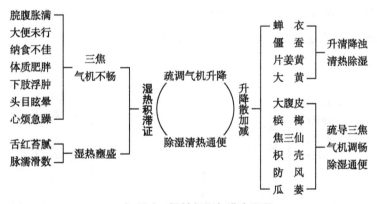

▲ 便秘（习惯性便秘）辨治导图

5. 证候分析　患者大便不畅半年余，为湿热积滞证。体质肥胖，胖人多痰，痰湿阻滞气机，上焦气机不畅，热扰心神，则心烦气躁。中焦气机不畅，脾不升清阳，则头目眩晕；脾不能运化水谷精微，则脘腹胀满，纳食不佳；脾不能运行水液，湿溢于肌肤，则下肢浮肿。下焦气机不畅，大便近2周未行。戴元礼指出："郁者，结聚而不得发越也，当升者不得升，当降者不得降，变化者不得变化。此为传化失常，六郁之病见矣。"三焦气机不畅，可致肠胃传导失常。舌红苔腻，脉濡滑数，为湿热壅盛之象。

6. 知识要点　便秘的病因病机。

第九节　问妇女

痛　经

李某某，女，45岁。

10年前因做人工流产而患痛经。每值经汛，小腹剧痛、发凉，虽服"止痛药片"而不效。经期后延，量少色黯，挟有瘀块。本次月经昨日来潮，伴见口干唇燥，头晕，腰酸腿软，抬举无力。舌质暗，脉沉，证属冲任虚寒，瘀血停滞。治宜温经散寒，祛瘀养血，为疏《金匮要略》"温经汤"。

吴茱萸8克，桂枝10克，生姜10克，当归12克，白芍12克，川芎12克，党参10克，炙甘草10克，牡丹皮10克，阿胶10克，半夏15克，麦冬30克。

服5剂，小腹冷痛大减。原方续服5剂，至下次月经，未发小腹疼痛，从此月经按期而至，俱无不适。

（节选自《刘渡舟验案精选》）

1.主　诉　经期小腹冷痛间作10年。

2.临床表现　经期小腹冷痛，经期延后，月经量少色黯，挟有瘀块，伴见口干唇燥，头晕，腰酸腿软，抬举无力，舌质暗，脉沉。

3.证候名称　冲任虚寒，瘀血停滞证（气血津液辨证）。

4.辨治导图

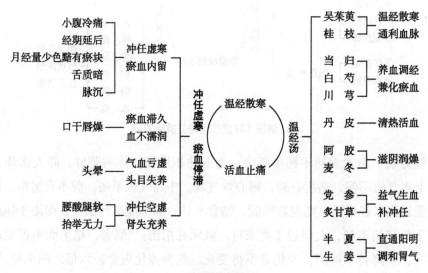

▲ 痛经辨治导图

5.证候分析 本证起于冲任虚寒，内有瘀血阻滞。冲为血海，任主胞胎，二经皆起于胞中，与月经关系甚为密切。患者流产之后，冲任空虚，寒邪乘势而入，凝滞气血，使胞络不通，故每于经行之时，胞络欲开不能，而致小腹疼痛。《妇人大全良方》指出："夫妇人月经来腹痛者，由劳伤气血，致令体虚，风冷之气客于胞络，损于冲任之脉。"冲任虚寒，又有瘀血内留，故经期后延，月经量少、色黯，挟有瘀块。瘀血滞久，血不濡，气不煦，则口燥唇干。瘀血不祛，新血不生，则血虚。冲任空虚，肾失充养，则腰酸腿软，抬举无力。舌质暗，脉沉，皆为冲任虚寒、瘀血停滞之象。

【原按】治疗用张仲景之"温经汤"，此方妙在半夏、生姜二味，直通阳明，调和胃气，因冲任二脉皆与胃经相通，胃气一调，则冲任二脉瘀开结散。用本方可使瘀去新生，冲任调和，则痛经诸症自解。本方虽寒热消补并用，但以温养冲任为主，临床常用于冲任虚寒而又瘀血内停之证，如月经不调、痛经、崩漏等，其疗效理想。

6.知识要点 血瘀证的辨证要点。

第四章 切 诊

第一节 脉 诊

浮脉（口眼㖞斜）

张某某，女，26岁。

时值炎夏，乘长途汽车返乡，面朝敞窗而坐，疾风掠面，当时殊觉凉爽，抵家却发觉左侧面部肌肉拘急不舒，口眼㖞斜。视其舌苔白而润，切其脉浮。辨为风中阳明经络，正邪相引所致。治当疏解阳明之风邪，兼以缓急解痉为法。

桂枝9克，白芍9克，生姜9克，大枣12枚，炙甘草6克，葛根15克，白附子6克，全蝎6克。

仅服2剂，汗出邪散而病愈。

（节选自《刘渡舟验案精选》）

1. **主　　诉**　口眼㖞斜1天。
2. **临床表现**　左侧面部肌肉拘急不舒，口眼㖞斜，舌苔白而润，脉浮。
3. **证候名称**　风中阳明经络。
4. **辨治导图**

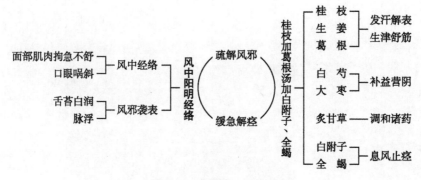

▲ 浮脉（口眼㖞斜）辨治导图

5. 证候分析 患者乘车面部受风，而面部为阳明经所循行，风中阳明经络，阻碍经络气血运行，经脉拘急，则口眼㖞斜。舌苔白而润，脉浮，均为风邪外袭之象。《金匮要略》指出："络脉空虚，贼邪不泻，或左或右，邪气反缓，正气即急，正气引邪，㖞僻不遂。"时值炎夏，耗气伤津，正虚邪盛，风邪乘虚而入阳明经络，致口眼㖞斜。

手阳明大肠经：起于食指桡侧端，沿手背侧上行，走上肢外侧的前缘，到达缺盆分成二支，一支走入胸部络肺，下走腹中属大肠，另一支从缺盆上行，进入下齿中，还出口角环唇，左右交叉于对侧鼻孔的旁边，交于足阳明胃经。

足阳明胃经：起于鼻旁，行于头面部，沿喉咙走入缺盆，直下乳线，络脾属胃，再走下肢外侧的前缘，止于足的第二趾。分支从足背分至拇趾内侧端，交于足太阴脾经。

桂枝加葛根汤，既能解肌祛风以散邪，又能疏通阳明经络以解痉；加白附子、全蝎，可增强祛风之力。桂枝加葛根汤能双向调节，散中有补，通中能润，祛邪扶正，多用于治疗颈椎病之头项强痛、冠心病之胸背疼痛等症。

6. 知识要点 浮脉的主病、风淫证候的辨证要点。

沉迟脉（黄疸）

姜某某，男，26岁。

久居山洼之地，又值春雨连绵，雨渍衣湿，劳而汗出，内外交杂，遂成黄疸。前医用清热利湿退黄之剂，经治月余，毫无功效，几欲不支。就诊时，黄疸指数（编者注：胆红素）85单位（编者注：μmol/L），转氨酶高达500单位（编者注：IU/L）。察其全身色黄而暗，面色晦滞如垢。问其二便，大便溏，日行二三次，小便甚少。全身虚浮似肿，神疲短气，无汗而身凉。视舌质淡，苔白而腻，诊脉沉迟。脉证合参，辨为寒湿阴黄之证。治宜温阳化湿退黄。

疏方：茵陈30克，茯苓15克，泽泻10克，白术15克，桂枝10克，猪苓10克，附子10克，干姜6克。

初服日进2剂，3天后诸症好转。继则日服1剂，3周痊愈，化验检查各项指标均为正常。

（节选自《刘渡舟验案精选》）

1. 主　　诉 黄疸月余。

2. 临床表现 全身色黄而暗，面色晦滞如垢，大便溏，日行二三次，小便甚少。全身虚浮似肿，神疲短气，无汗而身凉。舌质淡，苔白而腻，脉沉迟。

3. 证候名称 寒湿阴黄证。

4. 辨治导图

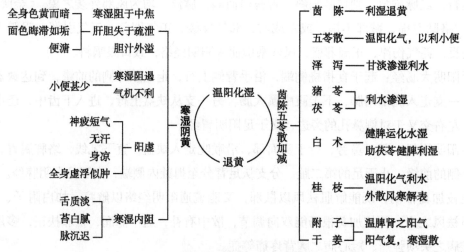

▲ 沉迟脉（黄疸）辨治导图

5. 证候分析 患者久居山洼之地，又值春雨连绵，雨渍衣湿，劳而汗出，内外交杂，寒湿阻于中焦，肝胆气机疏泄不利，胆汁外溢，则全身色黄而暗，面色晦滞如垢。寒湿困脾，脾不能运化水湿，水湿流于大肠，则大便溏，日行二三次。寒湿阻遏气机，膀胱失于气化，则小便甚少。所谓"治湿不利小便，非其治也"。寒湿伤阳，则全身虚浮似肿，神疲短气，无汗而身凉。舌质淡，苔白而腻，脉沉迟，为寒湿内阻之象。

【原按】临床辨治黄疸时，刘老强调以下几点：

（1）辨虚实缓急：邪盛以祛邪为主，其祛邪之法，当因势利导，或从二便利之，或以肌表汗之；正虚以扶正为主，湿热伤阴者，滋阴以清湿热；寒湿伤阳者，温阳以利水湿。

（2）辨先后终始：初期邪盛正不虚者，祛邪即所以扶正；中期邪正交争，祛邪兼以扶正；后期正不胜邪者，则扶正以祛邪。

（3）注意疏肝解郁：黄疸无论其属阴、属阳，总由肝气疏泄不利，胆汁外溢使然，故无论何型黄疸，均应以疏肝助枢为要。

（4）谨察病机，预防转化：湿热之邪郁遏日久，或过用寒凉之药，可使阳黄转成阴黄，而出现肝脏坏死之局面。对寒热夹杂，虚实混淆，阴阳错综之证，要随机应变，具有一分为二的思想。

6. 知识要点 阳黄与阴黄的辨证要点及其鉴别。

数脉（乳腺炎术后）

张某某，女，25岁。

住某县医院。因患乳腺炎手术，术后发热不退，体温在38.5～39.5℃之间。西医认为是手术后感染，注射各种抗生素效果不显，后又用"安乃近"发汗退热，然旋退旋升，不能控制。因为手术后几经发汗，患者疲惫不堪，又见呕吐而不欲饮食，心烦，口干，头晕，肢体颤动，舌质嫩红，舌苔薄黄，脉数而无力。此阳明气阴两伤，胃逆作呕使然，治当清热之时，又须两顾气阴，以培补其本，处竹叶石膏汤方：

生石膏30克，麦冬24克，党参10克，半夏10克，炙甘草10克，粳米一大撮，竹叶10克。

上方仅服4剂，即热退呕止，而胃开能食。

（节选自《刘渡舟验案精选》）

1.主 诉 乳腺炎术后发热不退。

2.临床表现 发热不退，呕吐，不欲饮食，心烦，口干，头晕，肢体颤动，舌质嫩红，舌苔薄黄，脉数而无力。

3.证候名称 气分热盛，气阴两伤。

4.辨治导图

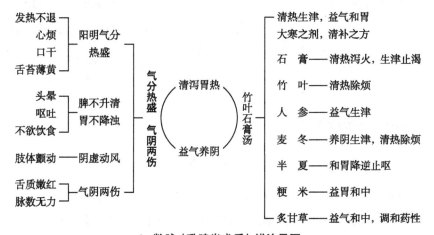

▲ 数脉（乳腺炎术后）辨治导图

5.证候分析 患者为乳腺炎术后，乳房属阳明胃经，术后阳明气分之热充斥不退，则发热不退。胃中气阴两虚，则心烦，口干，不欲饮食，舌苔薄黄。热劫伤阴，阴虚动风，则肢体颤动。胃中气阴不足，胃不降浊，则气逆作呕，脾不升清，则头晕。舌质嫩红，脉数而无力，为气阴两伤之象。

6.知识要点 气虚证与阴虚证的鉴别。

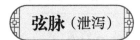

弦脉（泄泻）

张某某，男，33岁。

腹泻腹痛有月余，经用卡那霉素等西药治疗，也服过理中汤、保和丸等中药治疗，未见减轻。刻下：腹部胀满疼痛，痛则欲泻，泻则痛减，每日泻下便溏7～8次，大便中带有黏液，有时反酸，恶心。舌淡红，苔薄腻，脉弦见于右关，此乃木旺土虚，肝木乘脾所致，急以平抑肝木，培脾扶土，选用痛泻要方治疗。

陈皮10克，白芍30克，防风10克，白术12克。

药服3剂，痛泻减其大半，续服3剂而愈。

（节选自《刘渡舟验案精选》）

1.主　诉　腹泻腹痛月余。

2.临床表现　腹部胀满疼痛，痛则欲泻，泻则痛减，每日泻下便溏7～8次，大便中带有黏液，反酸，恶心，舌淡红，苔薄腻，脉弦见于右关。

3.证候名称　肝郁脾虚证。

4.辨治导图

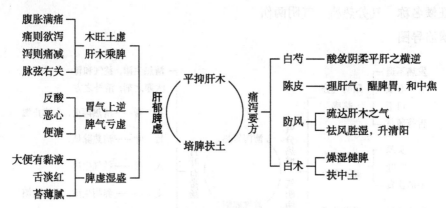

▲ 弦脉（泄泻）辨治导图

5.证候分析　患者因腹痛腹泻有月余，经西药、中药治疗后症状未见减轻，现症见腹部胀满疼痛，痛则欲泻，泻则痛减，每日泻下便溏7～8次，大便中带有黏液。吴昆《医方考》云："泻责之脾，痛责之肝；肝责之实，脾责之虚。脾虚肝实，故令痛泻。"脾气亏虚，胃气上逆，则反酸，恶心。脾虚湿盛，则每日泄下便溏7～8次，大便中带有黏液，舌淡红，苔薄腻。脉弦见于右关，右关候脾，弦为肝气太过，肝实乘脾，故脾部反见肝脉。

6.知识要点　肝郁脾虚证的辨证要点。

涩脉（肝血瘀阻）

冯某，男，26岁。1995年9月20日初诊。

肝区疼痛半年之久，查乙肝五项：HBsAg(+)，HBeAg(+)，抗-HBC(+)；肝功能未见明显异常，近半月病情加重。胸膈满闷，脘腹胀满，少食，乏力，睡眠不佳，小便短赤，大便溏薄。舌苔白厚腻，脉弦而滑。观其脉证，反映了肝之湿邪为盛。暂停它法，当先利气祛湿，芳香化浊。用藿香正气散加减。服药15剂，胸闷，腹胀减轻许多，大便已正常，饮食有增，白厚腻苔变薄。然两胁疼痛依然如旧，入夜则疼痛为重。舌边暗红，脉弦而涩。辨为肝血瘀阻，络脉不通。

拟用：柴胡15克，黄芩8克，茵陈15克，土茯苓15克，凤尾草15克，草河车15克，茜草10克，当归15克，白芍15克，土鳖虫10克，泽兰10克，红花10克，海螵蛸15克，苍术10克。

服上方两月有余，肝区疼痛消失，饮食、二便、舌脉如常，体力恢复。1995年11月30日血液化验检查：肝功能未见明显异常；HBsAg(−)，HBeAg(−)，抗-HBc(−)。嘱其勿食肥甘而助邪气。续服刘老"肝炎舒胶囊"巩固疗效。后又复查肝功能、乙肝五项，均为阴性，未见反跳。

（节选自《刘渡舟验案精选》）

1. 主　诉　胁肋部疼痛半年，加重半月。

2. 临床表现　胁肋疼痛，入夜为重，胸膈满闷，脘腹胀满，少食，乏力，睡眠不佳，小便短赤，大便正常，舌边暗红，脉弦而涩。

3. 证候名称　肝血瘀阻证（脏腑辨证）。

4. 辨治导图

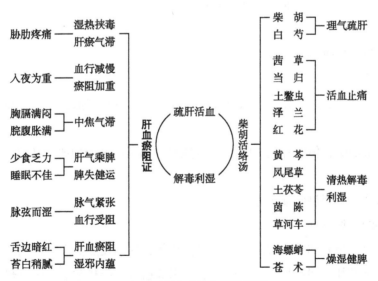

▲ 涩脉（肝血瘀阻）辨治导图

5. 证候分析　病毒性肝炎的病因往往是湿热挟毒。湿热挟毒之外邪入侵肝脏，阻滞肝脏气血，致肝失疏泄，气机郁滞，继而血脉瘀阻，络脉涩滞，不通则痛，故胁肋疼痛；夜间阴盛，血行减慢，血脉瘀阻加重，故入夜为重。肝气不舒，横逆犯脾，导致脾失健运，气血化生不足，故少食、乏力。心神失养，则眠差。肝郁气滞，中焦气机不畅，则胸膈满闷，脘腹胀满。三焦水道运行受阻，气化为之不利，故小便短赤。肝郁气滞，气机不利，脉气紧张，则脉弦；血行受阻，则脉涩。舌边暗红为肝血瘀阻之象。

6. 知识要点　弦脉与涩脉的脉象及主病；血瘀证、肝脾不调证与肝胃不和证的辨证要点。

濡脉（湿温）

周某，男，24岁。

感受时令之邪，而发热头痛，胸中发满，饮食作呕。注射"安乃近"与"葡萄糖液"，汗出虽多而发热不退，反增谵语、身疼、呕吐等症。试其体温39.6℃，脉来濡，舌苔白腻。脉证合参，湿邪犹存，治当清利湿热，芳香化湿浊，以行三焦之滞。方用：

白蔻仁6克，滑石12克，杏仁6克，薏苡仁12克，藿香6克，厚朴6克，半夏10克，竹叶6克。

刘老书方时，语其家人曰：服药则热退，可勿忧虑。然病人服药无效，反增口渴心烦，体温升至40℃，一身酸痛，两足反厥冷如冰。病家惶恐，急请刘老再诊。切其脉仍濡，而舌苔则黄白间杂。湿温为患，明白无误，然前方何为不效？思之良久，则又疏一方：

苍术10克，生石膏30克，知母10克，粳米15克，炙甘草6克。

上方仅服1剂，高热即退，足温，诸症皆愈。

（节选自《刘渡舟验案精选》）

1. 主　诉　发热不退数日。

2. 临床表现

一诊：发热头痛，胸中发满，饮食作呕，汗出多，发热不退，谵语，身疼，呕吐，脉濡，舌苔白腻。

二诊：口渴心烦，体温升至40℃，一身酸痛，两足反厥冷如冰，脉濡，舌苔腻，黄白间杂。

3. 证候名称　阳明热盛兼湿热证。

4. 辨治导图　见下页。

5. 证候分析　患者初感受湿热之邪，湿遏热伏，热则发热头痛，湿则胸中发满，饮食作呕。治疗误发其汗，湿家禁忌，亡失津液，阴液愈亏，阳热愈盛，则发热不退；阳明热盛，则增谵语；湿阻气机，不通则痛，故身疼；湿困脾胃，则呕吐，脉濡，舌苔白腻。治以清利湿热，芳香化湿，但热愈盛。误在治湿之力大、清热之力小，又有藿香、厚朴增燥助热，故增口渴心烦，体温升至40℃；热盛于里，湿阻于外，则阳气不能下达，故两足反厥冷如冰；阳气不能温通经脉，湿阻气机，则一身酸痛；脉濡，舌苔腻，为湿；舌苔腻，黄白间杂，为湿热之征。

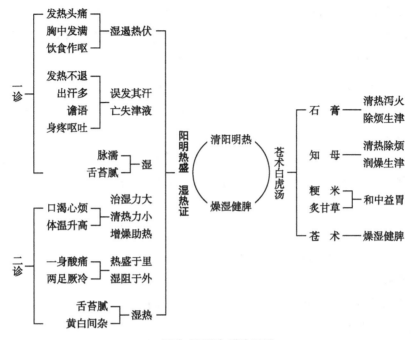

▲ 濡脉（湿温）辨治导图

6. 知识要点 濡脉的脉象与主病；细脉、微脉、弱脉、濡脉的鉴别。

第二节 按 诊

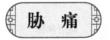

胁 痛

李某，女，43岁。

患者宿恙胃脘痛，每逢受寒、恼怒、劳累即发；发则脘痞胀，吞酸嗳气，心烦易怒，口苦纳呆，大便干燥，白带稠多。并经胃肠X线摄片诊断为"慢性浅表性胃炎"。每发多予"调和肝胃"之剂而获缓解。刻下又因国庆节日过于操劳而再度发作，见症仍如前述，舌质红，苔厚腻而微黄，脉弦滑。审症参脉，断证为肝气不疏，脾胃受伐，湿热内蕴，胃失和降；治拟疏肝和胃，清热化湿，制酸降逆。方用左金丸合二陈汤化裁，处方：

川黄连6克，吴茱萸3克，姜半夏、云茯苓、薏苡仁、佩兰叶、缩砂仁（后下）、广木香、延胡索、炒山栀、川厚朴、苏子梗各10克，代赭石（打碎，先煎）15克。7剂，每日1剂，水煎取汁，早晚分服。

10月16日二诊：脘闷、吞酸、嗳气悉除，余症依然，但添右胁痛牵同侧背痛、口干苦、善太息等表现，正符合《灵枢·胀论》"胆胀者，胁下痛胀，口中苦，善太息"之描述；并循此而查巩膜虽无黄染，然胆囊区、胆囊穴及右肩胛下角均有明显压痛，墨菲氏征阳性，B超检查示胆囊炎、胆石症。改拟清热化湿、利胆排石为治。

处方：龙胆草、蒲公英、茵陈蒿、赤茯苓、金钱草、炒枳壳各15克，荔枝核、佛手柑、延胡索、鸡内金各10克，生大黄（后下）5克。7剂，每日1.5剂，每日3次分服，并嘱宜低脂饮食。

10月23日三诊：诸症悉减，纳食有馨，苔转薄腻，脉转弦细，再宗上方出入15剂，改为每日1剂，水煎取汁，2次分服。此后还两次以上方50倍量分别制成冲剂，先后治疗5月余，诸症俱除，B超复查胆囊收缩功能良好，未再见有结石。

（节选自《中医失误百例分析》[①]）

1. 主　诉　胃脘痛数日。

2. 临床表现

一诊：胃脘痞胀，吞酸嗳气，心烦易怒，口苦纳呆，大便干燥，白带稠多，舌质红，苔厚腻而微黄，脉弦滑。

二诊：脘闷、吞酸、嗳气悉除，余症依然，但添右胁痛牵同侧背痛、口干苦、善太息，胆囊区、胆囊穴及右肩胛下角均有明显压痛，墨菲氏征阳性，B超检查示胆囊炎、胆石症。

3. 证候名称　肝胃不和，肝胆湿热证。

4. 辨治导图

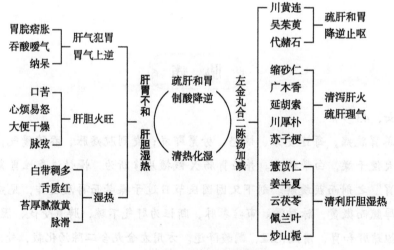

▲ 胁痛（一诊）辨治导图

① 张笑平. 中医失误百例分析［M］. 合肥：安徽科学技术出版社，1991.

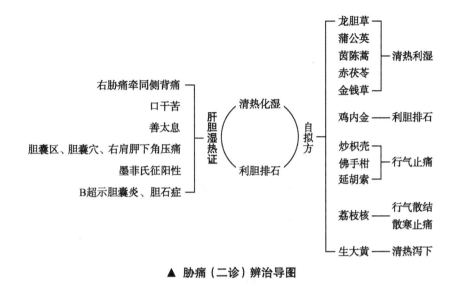

▲ 胁痛（二诊）辨治导图

5. 证候分析 患者素有胃脘痛日久，又过于劳累，情志不畅，肝气犯胃，胃气上逆，则见胃脘痞胀、吞酸嗳气；肝气失于疏泄，日久气郁化火，则心烦易怒、大便干燥；久之肝胆湿热蕴结，则口苦纳呆、白带稠多、舌质红，苔厚腻而微黄，脉弦滑。二诊以后，脘闷、吞酸、嗳气悉除，肝火犯胃的病因解除，但增加右胁痛牵同侧背痛，胆囊区、胆囊穴及右肩胛下角均有明显压痛，墨菲氏征阳性，B超检查示胆囊炎、胆石症，为病位在胆；口干苦，为胆热上冲；善太息，为肝胆气滞。

本案胁痛系慢性浅表性胃炎合并胆囊炎、胆石症所致，病属胆胀。前医及首诊从调和肝胃组方虽获不同程度的效果，但因未及时运用腹部触诊及有关实验室检查，以致辨病漏诊，辨证失精，是造成反复发作的根本原因。综观本案，病位主要在胆而波及于胃，唯有从胆辨证才是治本之法，正如《景岳全书·胁病》所提："胁痛之病，本属肝胆二经"，"病在本经者，直取本经；传自他经者，必拔其所病之本，辨得其真，自无不愈矣"。故需注意四诊合参的重要性，以防范误诊。

6. 知识要点 中医诊断学的三大原则；肝胃不和证、肝胆湿热证的辨证要点。

第五章 八纲辨证

第一节 阴阳

阳 虚

杨某，男，45岁。

自诉患遗精病近20年，近两年病情逐渐加重，每2~3日必遗一次，有时在白日午休时亦自滑精，乃至临睡前精神紧张，不能安卧。经多方医治，然取效不显。询其年少时有手淫史，渐至遗精频作，日久形瘦神疲，头目眩晕，腰膝酸软，且小便频多，形寒肢冷，自汗畏风，常易感冒。察其舌淡苔薄白，脉象细缓。拟温阳固精法，取桂枝加龙骨牡蛎汤合水陆二仙丹治之。

处方：桂枝8克，杭白芍12克，炙甘草10克，生龙骨30克，生牡蛎30克，芡实20克，金樱子20克，生姜3片，大枣6个。日进1剂。

(节选自《疑难病辨治回忆录：熊继柏临证医案实录2》)

1. 主　诉　遗精20年，加重2年。

2. 临床表现　遗精20年，加重2年，平均2~3天一次，不自主滑精。形瘦神疲，头目眩晕，形寒肢冷，自汗畏风，腰膝酸软，小便频多，舌淡苔薄白，脉象细缓。

3. 证候名称　肾阳虚证。

4. 辨治导图　见下页。

5. 证候分析　患者年少时有手淫史，致肾精亏虚，肾阳肾阴化生无源，命门火衰，下焦失于温煦，肾气不能摄精，则遗精频作，久之成滑精痼疾，阴损及阳，必见一派阳虚之象；阳虚不能鼓舞精神，则神疲；肾阳亏虚，脾阳无源，温运无力，又神志紧张，思虑过度，则形体消瘦；精衰血少，阳虚不能温运气血上行头面，则头目眩晕；肾主骨，腰为肾之府，肾阳虚衰，不能温养腰膝而见腰膝酸软；肾阳为阳气根本，肾阳不足，机体失于温煦而见形寒肢冷；肾阳虚衰，肾气亏虚，卫表不固，则自汗，畏风易感冒；肾阳虚衰，气化失常，膀胱失约，则小便频多；舌淡苔薄白，脉细缓，皆为阳气虚衰之象。

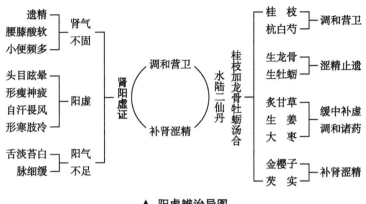

▲　阳虚辨治导图

6. 知识要点　肾阳虚与肾阴虚的鉴别。

阴　虚

郑某，男，35 岁。

全身皮肤发黄，目黄，小便黄，胁下痛。经当地医院诊断为急性黄疸性肝炎，住院 1 月，中西医结合治疗，其黄疸消退而胁痛未止。出院后继续用中、西药治疗，又 1 月，胁痛仍未止，病人辗转求医，服药甚多，病至第 3 个月，转来我处就诊。见其面色少华，形体瘦弱，口唇干燥，舌红而无苔，询其病状，两胁隐隐疼痛，入暮更甚，口燥咽干，时欲饮水以润之，大便秘结，小便短赤，并且伴见五心烦热，饥而少食，食后易饥及鼻衄等症，脉细。询知患者久服清热渗湿之品，久进疏气逐瘀之剂。

处方：沙参 15 克，麦冬 15 克，生地黄 15 克，枸杞 15 克，白芍 15 克，石斛 10 克，川楝子 12 克，旱莲草 15 克，炒鳖甲 30 克。

服药 10 剂，胁痛明显好转，诸症亦渐平息，效不更方，仍以原方改作丸剂服之，善后调理半个月，其病痊愈。

（节选自《疑难病辨治回忆录：熊继柏临证医案实录 2》）

1. 主　诉　胁痛 3 月余。

2. 临床表现　两胁隐隐疼痛，入暮更甚，面色少华，形体瘦弱，少食易饥，口燥咽干，时欲饮水以润之，五心烦热，大便秘结，小便短赤，鼻衄，舌红而无苔，脉细。

3. 证候名称　肝阴虚证。

4. 辨治导图　见下页。

5. 证候分析　患者黄疸病程已久，胁痛不解，情志不遂，又久进清热渗湿、疏气逐瘀之剂，则伤阴耗液。肝之经络行经胸胁，阴虚内热，失于濡养，不荣则痛，则胸胁隐痛；入暮则卫阳入里，与虚热蒸腾津液，阴津更亏，胸胁不荣更甚，故隐痛入暮更甚；阴津亏

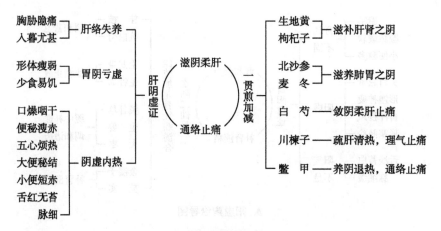

▲ 阴虚辨治导图

虚，头面失于濡养，故面色少华；胁痛日久，情志不遂，致肝失疏泄，脾胃升降失常，阴血津液输布失常，则形体瘦弱，口燥咽干，时欲饮水以润之；阴虚火旺，大肠津亏，则大便秘结；伤及胃阴，则少食易饥；虚热耗伤小肠津液，故小便短赤；阴虚不能制阳，虚热内蒸，故五心烦热；舌红无苔，脉细为阴虚征象。

6. 知识要点　肝阴虚证与肝血虚证的鉴别。

第二节　表　里

营卫不和

李某某，女，53 岁。

患阵发性发热汗出 1 年余，每天发作两三次。前医按阴虚发热治疗，服药 20 余剂罔效。问其饮食、二便尚可，视其舌淡苔白，切其脉缓软无力。辨为营卫不和，卫不护营之证。当调和营卫阴阳，用发汗以止汗的方法，为疏桂枝汤：

桂枝 9 克，白芍 9 克，生姜 9 克，炙甘草 6 克，大枣 12 枚，2 剂。

服药后，啜热稀粥，覆取微汗而病瘳。

（节选自《刘渡舟验案精选》）

1. 主　　诉　发热汗出 1 年余。

2. 临床表现　阵发性发热汗出，饮食、二便尚可，舌淡苔白，脉缓软无力。

3. 证候名称　营卫不和。

4. 辨治导图

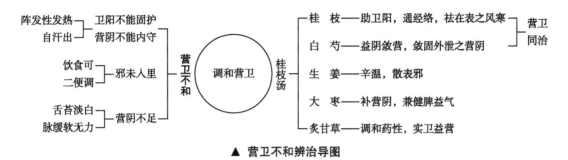

▲ 营卫不和辨治导图

5. 证候分析 患者，女，53岁，天癸竭，阴血虚，风阳乘虚而入，邪气袭于表，卫阳抗邪，病理性亢奋，阳热之气盛，则发热。卫气虚，不能固护肌表，则汗出。舌淡苔白，脉缓软无力，为营阴不足之象。

【原按】此证辨为营卫不和，阴阳不相维系，则发热而自汗出。《伤寒论》第54条说："病人脏无它病，时发热自汗出而不愈者，此卫气不和也。先其时发汗则愈，宜桂枝汤。"桂枝汤调和营卫，发汗而又止汗，发汗而不伤正，止汗不留邪，外能解肌散风，调和营卫；内能调和脾胃阴阳。本方临床运用十分广泛，凡由气血失调，营卫不和所引起的发热、汗出等证，均可用之。

6. 知识要点 表虚证与表寒证的鉴别。

第三节　寒　热

少阴伤寒

唐某某，男，75岁。

冬月感寒，头痛发热，鼻流清涕，自服家存羚翘解毒丸，感觉精神甚疲，并且手足发凉。其子恳求刘老诊治。就诊时，见患者精神萎靡不振，懒于言语，切脉未久，即侧头欲睡，握其两手，凉而不温。视其舌则淡嫩而白，切其脉不浮而反沉。脉证所现，此为少阴伤寒之证候。肾阳已虚，老怕伤寒，如再进凉药，必拔肾根，恐生巨测。法当急温少阴，予四逆汤。

附子12克，干姜10克，炙甘草10克。

服1剂，精神转佳。再剂，手足转温而愈。

（节选自《刘渡舟验案精选》）

1. 主　　诉　精神疲倦，手足发凉。

2. 临床表现　头痛发热，手足发凉，鼻流清涕，懒于言语，切脉未久即侧头欲睡，两手凉而不温，舌淡嫩苔白，脉沉。

3. 证候名称　少阴伤寒证，里寒证。

4. 辨治导图

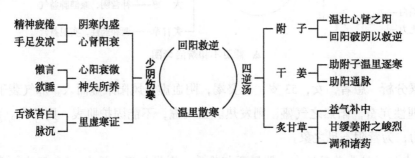

▲ 少阴伤寒辨治导图

5. 证候分析　患者年过七旬，冬日感寒，风寒之邪袭于肌表，寒性收引凝滞，致使卫阳被遏，卫气奋起反抗，正邪交争则发热。营卫不畅，腠理闭塞，经脉不通，则头痛。寒气侵袭，鼻咽作为门户，首当其冲，加之皮毛内合于肺，寒邪束表，肺开窍于鼻，则见鼻流清涕。本应辛温散寒，然患者却服用羚翘解毒丸等寒凉之品清热解毒，致使阴寒内生，助邪内进，使病情加重。患者年过七旬，本心肾阳气不足，又寒邪损伤心肾，心阳衰微，神失所养，故见精神萎靡，懒言，侧头欲睡。阳气不能温煦周身四末，则见手足发凉。体内寒盛，则舌淡苔白；阳气衰微，无力鼓动血行，则脉沉。《伤寒论》云："少阴之为病，脉微细，但欲寐也。"

6. 知识要点　寒证中表寒证与里寒证的鉴别要点。

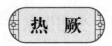

热　厥

吕某某，男，48 岁。

初秋患外感，发热不止，体温高达 39.8℃，到本村医务室注射"氨基比林"等退热剂，旋退旋升。四五日后，发热增至 40℃，大渴引饮，时有汗出，而手足却反厥冷，舌绛苔黄，脉滑而大。此乃阳明热盛于内，格阴于外，阴阳不相顺接的"热厥"之证。治当辛寒清热，生津止渴，以使阴阳之气互相顺接而不发生格拒。急疏白虎汤：

生石膏 30 克，知母 9 克，炙甘草 6 克，粳米一大撮。

仅服两剂，即热退厥回而病愈。

（节选自《刘渡舟验案精选》）

1. 主　　诉　发热数日。

2. 临床表现 高热，大渴引饮，时有汗出，手足厥冷，舌绛，苔黄，脉滑大。

3. 证候名称 真热假寒证。

4. 辨治导图

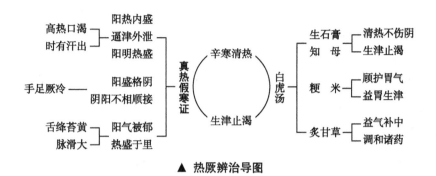

▲ 热厥辨治导图

5. 证候分析 患者初秋感受外邪，邪正交争而发热，注射氨基比林等退热剂，虽暂时热退，然治标不治本，邪气未除，则旋退旋升；阳热内盛，则口渴；里热蒸腾，逼津外泄，则汗出；阳盛格阴，阴阳之气不相顺接，则手足厥冷。张仲景所谓"厥深者，热亦深，厥微者，热亦微"。阳热愈盛，阴阳格拒之势越重。本案患者先出现发热的症状，后出现手足厥冷的症状，符合热厥的特点。舌绛苔黄，也是热象，并非寒象；阳气郁而不能外达，热盛于里，则见脉滑大而有力。《伤寒论》所说："伤寒脉滑而厥者，里有热，白虎汤主之。"

6. 知识要点 真热假寒证与真寒假热证的鉴别；阳明病经证的病因病机及其临床表现。

第四节 虚 实

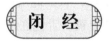

闭 经

王某，女，28岁，未婚。

闭经3个月，肌内注射黄体酮无效。患者常感周身乏力，心烦，性情急躁，少腹拘急，大便干结不爽，小便赤黄，口唇干燥，不时舐润。望其两目黯青，面色不荣，皮肤干燥角化，舌色红绛，无苔，中有裂纹，脉沉。

刘老辨为血热相搏，日久变成干血内结。治当泄热逐瘀，嘱病人服"大黄䗪虫丸"180克，每次服6克，一日服3次。

二诊：服药不久，月经来潮，周期5天，经量中等，颜色暗红，其他诸症亦随之减轻。视其舌色仍然红绛，脉沉而略涩，此乃干血尚未尽化，瘀热犹存之象，令其仍服"大黄䗪虫丸"。观其诸症皆愈，又疏"圣愈汤"一方（党参、黄芪、生地、川芎、白芍、当归）三剂，以善其后。

（节选自《刘渡舟验案精选》）

1. 主　诉　闭经3个月。

2. 临床表现　闭经，少腹拘急，周身乏力，心烦，性情急躁，口唇干燥，两目黯青，面色不荣，皮肤干燥角化，大便干结不爽，小便赤黄，舌色红绛，无苔，中有裂纹，脉沉。

3. 证候名称　虚实夹杂证。

4. 辨治导图

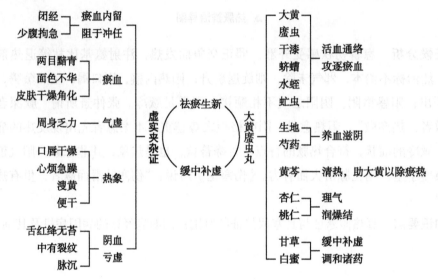

▲ 闭经辨治导图

5. 证候分析　血行不畅，瘀血内留，阻于冲任，则闭经，小腹拘急。瘀血阻滞，气血不生，则周身乏力。血液瘀滞，阴血亏虚，不能濡润面目肌肤，则面色不华，两目发黯，皮肤干燥角化（即肌肤甲错，肌肤干燥，状如蛇皮癣）。瘀血化热伤阴，则心烦，性情急躁，口唇干燥，大便干结不爽，小便赤黄。舌色红绛，无苔，中有裂纹，脉沉，为阴血亏虚之象。

【原按】本案闭经缘于五劳虚极，内有干血，俗称"干血劳"。《金匮要略》认为，"干血劳"多因"食伤、忧伤、饮伤、房室伤、饥伤、劳伤、经络营卫气伤"，导致瘀血内留所致。瘀血内留，日久则成为"干血"，干血内结，不但使新血不生，而且郁久化热，则更耗阴血。本证特点是虚、瘀并存，大实而有羸状。本证瘀血虽由虚而致，然瘀血不去，新血不生，正气便无由恢复，故治疗当以祛瘀为主，辅以扶正之品，使瘀去新生，病自痊愈。

6. 知识要点　注意掌握"大实有羸状"的病因病机及其临床表现，以及虚实真假的辨别。

第 六 章　病因辨证

第一节　六淫辨证

伤 风

何某，女，83岁。

患者近来头痛身倦，咽干，目涩，兼有干哕，胃纳不振，身微热而恶风，左侧大腿酸疼，动则乏力，汗出，睡眠不佳，二便正常，舌质正常，舌后根苔白腻，脉寸浮迟，关沉迟，尺沉弱。此乃高年气血两衰，卫气亦虚，疲劳汗出则风邪乘之。治宜益气和卫，祛风化痰。予玉屏风散加味。

处方：生黄芪15克，防风4克，白术5克，炙甘草4克，甘菊花4克，化橘红5克，茯神7.5克，桑枝11克，生姜2片，红枣（去核）2枚。

复诊：服药后见轻，但仍感倦怠，下肢酸软无力，足酸指麻，已不咳仍吐痰，舌苔已退，脉寸沉迟，关滑尺弱。伤风虽解，正气虚弱，治宜扶元养阴兼化痰湿。

处方：东北参7.5克，茯神7.5克，天门冬11克，淮山药11克，五味子20枚，炒杜仲7.5克，潼蒺藜11克，枸杞子7.5克，化橘红7.5克，龙眼肉7.5克，远志3克，大红枣（去核）3枚。

水煎取汁，日服2次，每次西洋参粉三分冲服。连服5剂之后以全鹿丸常服以增气血，固护健康。

（节选自《蒲辅周医案》①）

1.主 诉 头痛身倦，伴发热恶风、汗出。

2.临床表现 头痛身倦，身微热而恶风，动则乏力，汗出，咽干，目涩，干哕，胃纳不振，左侧大腿酸疼，睡眠不佳，二便正常，舌质正常，舌后根苔白腻，脉寸浮迟，关沉迟，尺沉弱。

3.证候名称 伤风证（老年气虚）。

---

① 中国中医研究院. 蒲辅周医案［M］. 北京：人民卫生出版社，2005.

4. 辨治导图

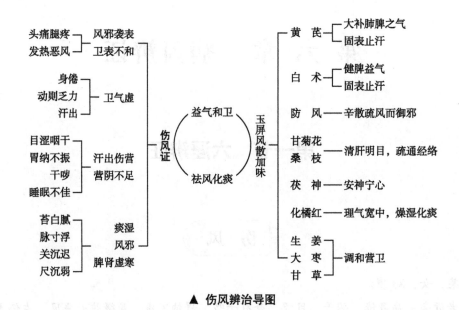

▲ 伤风辨治导图

5. 证候分析 本案为高龄气血两衰，卫外不固，风邪乘虚而入所致。风邪侵袭，卫阳浮盛于外，则发热。风邪壅滞经络，则头痛、大腿酸痛。卫气虚，则身倦、动则乏力、汗出。汗出伤营，营阴不足，则目涩、咽干。营阴不足，胃失濡润，胃气上逆，则干哕、胃纳不振。胃不和，则卧不安；心神失养，则睡眠不佳。舌根苔白腻，为痰湿。脉寸浮迟，为风邪在表；关沉迟，尺沉弱，为脾肾虚寒体质。

6. 知识要点 伤风证（老年气虚）的辨证要点：伤风＋气虚证。

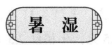

暑 湿

司徒某，女，37 岁，1991 年 8 月 3 日初诊。

患者 5 年来持续发热不退（体温 37.6～38℃），曾在多家医院诊治不效。胃纳差，疲乏，发热见于中午或午后为甚，睡眠较差，梦多，腹胀，便溏，口臭。化验检查未见异常。诊时症见：精神倦怠，面色萎黄，瘦弱，发热（体温 38℃），舌淡红，苔薄白而腻，脉弦细。中医诊为暑湿（暑湿内困，伤及脾气），西医诊为功能性发热。治予补脾益气，化湿透邪，方用东垣之清暑益气汤。

处方：黄芪、太子参、麦冬、葛根各 15 克，黄柏、秦艽各 12 克，升麻、青蒿（后下）、五味子各 6 克，白术 10 克，青皮、甘草各 3 克。日 1 剂，水煎分 2 次服。

8 日二诊：发热略减（37.2～37.7℃），仍疲乏，纳呆，腹胀，口干，舌淡红，苔白而腻，脉弦细。仍以补益脾气为主，佐以疏肝行气。处方：柴胡、白芍、枳壳、青蒿各 10

克，乌梅、黄芪、太子参、天花粉各15克，黄芩、黄柏各12克，甘草3克。日1剂，水煎服。

25日三诊：药后发热退，但停药后低热复起，仍觉疲乏，纳呆，梦多，烦躁，舌淡红，苔白而腻，脉弦细。守上方加葛根、牡丹皮各15克。继续调理1周，诸症消失。

（节选自《中国百年百名中医临床家丛书：刘仕昌》①）

1. 主　　诉　持续低热5年。

2. 临床表现　发热（体温38℃），中午或午后为甚，胃纳差，疲乏，睡眠较差，梦多，腹胀，便溏，口臭，面色萎黄，瘦弱，舌淡红，苔薄白而腻，脉弦细。

3. 证候名称　暑湿内困，伤及脾气。

4. 辨治导图

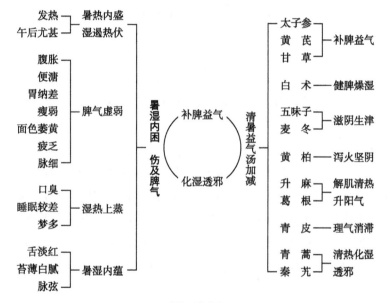

▲ 暑湿辨治导图

5. 证候分析　本案为患者平素中气不足，感受暑湿，脾虚湿困所致。患者发热，中午或午后为甚，因中午或午后，阳极阴生，湿为阴邪，阴邪旺于阴分，湿遏热伏，则身热加剧。暑湿困脾，脾失健运，脾不能运化水湿，水湿流于大肠，则便溏。脾不能运化水谷精微，则腹胀，胃纳差，面色萎黄，瘦弱，疲乏，脉细。湿热上蒸，胃气上逆，故口臭；热扰心神，则睡眠较差，梦多。舌淡红，苔薄白而腻，腻苔为湿邪；脉弦为湿阻气机，脉气紧张所致。

【原按】本证多发于平素脾虚中气不足之人，正气不足，感受暑热，虚弱之人不耐煎熬，不能抗邪外出，久之气津耗伤，兼夹湿邪，伤及脾胃，致病情长年累月不能痊愈。李

① 钟嘉熙，林培政. 中国现代百名中医临床家丛书［M］. 北京：中国中医药出版社，2001.

东垣《内外伤辨惑论》："此病皆因饮食失节，劳倦所伤，日渐因循，损其脾胃，乘暑天而作病也。"刘老治以清暑益气，健脾燥湿，予李东垣的清暑益气汤，方中，人参、黄芪、甘草，补中益气，麦冬、五味子以生津液，当归养血和血，苍术、白术、泽泻以健脾燥湿，升麻、葛根解肌清热而升阳气，黄柏坚阴而泻火，青皮、陈皮、神曲理气消食和中。常用此方加减使用，去方中当归、苍术等过于温燥之品，用太子参或西洋参易方中人参。以健脾补气，化湿透邪而获良效。但湿为重浊黏腻之邪，且脾虚失运，故患者退热后停药过早，余邪未尽，死灰复燃，低热又起，故仍用前法取效。

6. 知识要点 暑淫和湿淫证候的辨证要点；潮热的分型及其鉴别。

第二节 疫疠辨证

疫疠 1（新型冠状病毒感染寒湿型）

李某某，男，26 岁。2020 年 1 月初诊。

以发热 7 天为主诉入院。1 月 20 日患者发热，体温最高 37.5℃，在当地医院诊治，检查示呼吸道病原体五项阴性，给予口服布洛芬等药物治疗，体温较前下降。23 日患者再次出现发热，再次前往当地医院就诊，行胸部 X 线检查提示未见明显异常，立即予隔离治疗，予奥司他韦胶囊、阿莫西林胶囊、布洛芬混悬液抗病毒治疗，25 日新冠病毒核酸检测为阳性，继续予奥司他韦、阿莫西林、连花清瘟胶囊抗病毒治疗。为进一步诊治，于 1 月 27 日来我院。

入院诊断：

西医诊断：新冠病毒感染。

中医诊断：疫病（疫毒束表）寒湿型。

症见：低热，体温 37.5℃，畏寒，干咳，咽干，乏困无力，胸脘痞闷，泛恶，纳差，完谷不化，舌质淡红，舌苔白腻，脉象濡。

治法：辛温发散，化湿解表。

处方：不换金正气散合麻黄汤。

方药：麻黄 8 克，桂枝 10 克，杏仁 10 克，厚朴 12 克，藿香 8 克，苍术 15 克，陈皮 12 克，荆芥 6 克，羌活 8 克，生甘草 6 克。

水煎服，每日 1 剂，分 3 次口服，共 7 剂。

西医给予洛匹那韦利托那韦片（每次 2 片，每日 2 次）抗病毒治疗，莫西沙星片（每次 0.4 克，每日 1 次，口服）抗感染，乙酰半胱氨酸化痰及支持对症治疗。

入院后第 2 天（1 月 28 日）胸部 CT 检查示：双肺感染，病毒性肺炎可能，左侧局部胸膜肥厚。

患者体温下降，咳嗽、乏力减轻，仍呕恶、纳差、便溏。

2 月 2 日，患者体温正常已 4 天，胸部 CT 检查提示：双肺病毒性肺炎，与 1 月 28 日对比，右肺病灶吸收。

症见：咳嗽、咳痰明显减轻，咽干减轻，稍感乏力，动则出汗，脘痞，神疲乏力，少气懒言，大便溏，舌质淡嫩，舌苔少，脉细。

辨证：脾虚毒滞。

治法：益气健脾，化湿和胃。

方选香砂六君子汤化裁：木香 10 克，砂仁 6 克（后下），陈皮 12 克，清半夏 8 克，党参 15 克，苍术、白术各 15 克，云茯苓 12 克，炙甘草 6 克。

水煎服，每日 1 剂，分 3 次口服，共 7 剂。

西医给予莫西沙星片抗感染、乙酰半胱氨酸化痰及支持对症等治疗。

2 月 10 日患者胸部 CT 检查示：右肺中叶及双肺下叶病毒性肺炎，与 2 月 7 日对比，病灶吸收；左侧局部胸膜肥厚。

患者 2 月 7 日及 9 日两次病毒核酸检测结果均为阴性。患者咳嗽、咳痰消失，活动有力，食纳可，无汗出，大便如常。

患者住院第 14 天，体温正常，诸症基本消失，复查胸部 CT 提示病灶吸收，两次新冠病毒核酸检测阴性，经我院专家组共同讨论决定予患者出院，居家隔离 14 天。

（节选自《从疫毒理论治疗新型冠状病毒肺炎探析》[①]）

1. 主　　诉　发热 7 天。

2. 临床表现　低热，体温 37.5℃，畏寒，干咳，咽干，乏困无力，胸脘痞闷，泛恶，纳差，完谷不化，舌质淡红，舌苔白腻，脉象濡。

3. 证候名称　疫毒束表寒湿型。

4. 辨治导图　见下页。

5. 证候分析　本病为感染疫毒与寒湿之邪所致。疫毒从皮毛或口鼻而入，侵袭肺胃，毒热敷布，则发热，干咳，咽干。寒湿困表，阳气不能温煦体表，故恶寒。脾胃互为表里，寒湿困脾，则胸脘痞闷，泛恶，纳差，完谷不化，乏困无力。舌质淡红，舌苔白腻，脉濡，为寒湿之象。

6. 知识要点　疫疠证候的分型及其临床表现。

---

① 庞乐，赵欢，袁有才，等. 从疫毒理论治疗新型冠状病毒肺炎探析 [J]. 四川中医，2020，38（04）：10-13.

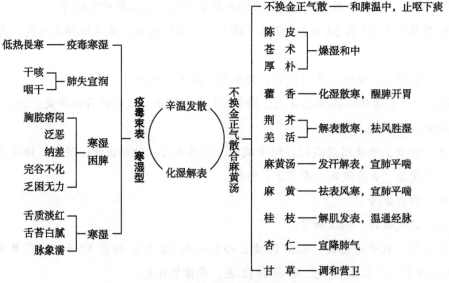

▲ 疫疠（新冠病毒感染寒湿型）辨治导图

疫疠 2（新型冠状病毒感染湿热型）

姜某，女，61岁。2020年2月初诊。

患者于1月22日出现发热，最高39.2℃，伴乏力，气喘，食欲差，自服阿比多尔、盐酸莫西沙星片、阿莫西林，症状仍未见明显好转，且呼吸困难、喘气加重。2月3日于当地医院行胸部CT检查提示双肺多发磨玻璃样感染灶，新冠病毒核酸检测阳性，确诊为新冠病毒感染入院诊治。入院后西医常规给予莫西沙星、阿比多尔抗病毒等治疗。

症见：患者神清，气促，活动后加重，吸氧、平卧稍好转，吸氧5L/min时血氧饱和度96%。咳嗽有痰，色白质偏稀，胸部轻度憋闷感，痞满，纳呆，大便稀，小便量偏少。面色㿠白无华，眼睑淡白，四末偏凉，腹软，无明显胀满或压痛。舌红，苔黄腻，脉沉细弱，略数。

辅助检查：入院血常规提示白细胞计数6.57×10^9/L，淋巴细胞绝对值0.51×10^9/L。胸部CT提示两肺感染。

辨证：湿热蕴肺。

治法：宣肺清热利湿，芳香辟秽。

处方：炒苍术15克，陈皮10克，姜厚朴10克，藿香10克（后下），草果10克，羌活10克，生姜10克，槟榔10克，香薷8克，通草10克，僵蚕30克，蝉蜕10克。

水煎服，每日2次，共3剂。

2月7日二诊：患者诉服药后感觉咳嗽好转，动则气促，先冷后自觉发热（体温正常），少许汗出，乏力，无肌肉酸痛，纳眠差，便溏，日3次，无腹胀。舌暗淡，苔腻，脉滑。

辨证：内伤夹外感。

治法：扶正匡邪，疏导经络，表散邪滞，益气解表，散风祛湿。

处方：羌活12克，独活12克，柴胡15克，前胡10克，枳壳10克，桔梗10克，川芎15克，人参15克，茯苓20克，炙甘草6克，薄荷6克。

2月10日三诊：患者情况继续好转，精神已明显好转，已可自行坐起，静息状态无明显气促，活动后稍气促，血氧饱和度已升至99%，咳痰量减少，胃纳好转，大便已转通畅，每日1行，睡眠稍差。舌淡稍暗，苔薄白微腻，脉细。

处理：效不更方，每日1次续服，2剂。经治疗后，患者连续两次行新冠病毒核酸检测阴性，于2月13日病愈出院。

（节选自《新型冠状病毒肺炎中医医案精选》[①]）

1. 主　　诉　发热、咳喘12天。

2. 临床表现　发热，咳喘有痰，痰色白质偏稀，呼吸困难，气促，胸部轻度憋闷感，痞满，纳呆，乏力，活动后加重，大便稀，小便量偏少，面色㿠白无华，眼睑淡白，四末偏凉，舌红，苔黄腻，脉沉细弱，略数。

3. 证候名称　湿热蕴肺证。

4. 辨治导图

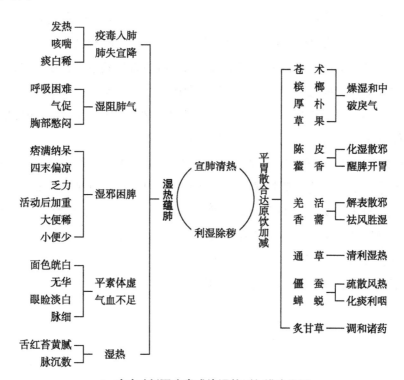

▲ 疫疬（新冠病毒感染湿热型）辨治导图

① 张忠德，邹旭. 新型冠状病毒肺炎中医医案精选［M］. 北京：人民卫生出版社，2020.

5. 证候分析　本案为外感疫毒和湿热之邪所致。邪气盘踞于膜原，内外隔绝，表气不能通于内，里气不能达于外，人体气机表里出入受阻，上下升降失常，湿阻清阳，热闭气机，湿遏热伏而发热。湿热壅遏肺气，肺气不降，故咳嗽气喘，呼吸困难，气促，胸部憋闷。肺气闭郁，不能行津，津凝为湿，化而为痰，故咳嗽有痰，痰色白质偏稀。湿邪困脾，则痞满，纳呆，四末偏凉，乏力，活动后加重，大便稀，小便少。患者平素体虚，气血不足，故面色㿠白无华，眼睑淡白，脉细。舌红，苔黄腻，脉沉数，为湿热之象。

新冠病毒感染属于传染病，中医称之疫病，病因是疫毒。因个人体质不同，人体正气驱邪能力也不同，故发病后疾病轻重不一。尽管所有人群均对病毒敏感，但按照症状有无及轻重可以分为病毒携带者、轻型患者、普通型患者、重型患者等。此外，本病的预后转归与人体正气强弱有关，疾病的虚实寒热转化亦与患者的体质有关。在治疗过程中，应结合患者的体质因素有针对性地调整治疗方案。疾病初期，须慎用补药，因疫毒正盛，宜以驱邪为主；若用补药，如人参、黄芪，不仅不能祛邪于外，反而有闭门留寇之嫌；疾病恢复期，如正虚邪未尽，则应祛邪扶正并用。

平胃散，功擅燥湿运脾，行气和胃。苍术为君，苦温燥湿运脾；厚朴为臣，行气化湿，消胀除满；陈皮为佐，理气和胃，芳香醒脾；生姜大枣，调和脾胃，以促运化；炙甘草为使，和中。

达原饮，出自《温疫论》，功擅开达膜原，辟秽化浊，主治瘟疫或疟疾邪伏膜原。方中槟榔、厚朴、草果，为君药，槟榔能消能磨，除伏邪，为疏利之药，又除岭南瘴气；厚朴破戾气所结；草果辛烈气雄，除伏邪盘踞，三味协力直达其巢穴，使邪气溃败，速离膜原，是以为达原也。知母滋阴清热，白芍敛阴和血，黄芩清燥热，甘草为调和中气，此四味，并非拔邪除病之药，因槟榔、厚朴、草果药性燥烈，故用其调和。如疫邪侵及少阳，加柴胡；如侵及太阳，加羌活；如侵及阳明，则加葛根。

【原按】本病早期湿邪犯肺，治以平胃散合达原饮加减。二诊针对其本虚标实，扶正匡邪，疏导经络，以人参败毒散加减。人参败毒散出自《太平惠民和剂局方》，"治伤寒时气，头痛项强，壮热恶寒，身体烦疼，及寒壅咳嗽，鼻塞声重，呕哕寒热，并皆治之"，人参"助正祛邪"，"散中有补而不至耗损正气"。喻嘉言在《寓意草》中明示人参"全非补养虚弱之意也"，而且强调人参的用量是小量。

6. 知识要点　新冠病毒感染的分型与临床表现。

第七章 气血津液辨证

第一节 气病辨证

气虚下陷

徐某，女，28 岁。

产后月余出现四肢疲软乏力，困倦欲卧，食欲大减，并见眼睑逐渐下垂，乳房亦松弛下垂，腹部肌肉及阴部有明显坠重感，夜尿增多，大便不爽，腰膝酸软，舌淡脉细。西医曾诊断为重症肌无力。

综析脉症，当属气虚下坠证，乃拟益气升提兼补益元气之法，用补中益气汤加紫河车粉、鹿角胶、菟丝子、肉苁蓉、仙茅，调治月余，诸症悉愈。

(节选自《疑难病辨治回忆录：熊继柏临证医案实录2》)

1. 主　诉 产后眼睑及乳房下垂，腹部肌肉及阴部坠重。

2. 临床表现 产后四肢疲软乏力，困倦欲卧，腰膝酸软，食欲大减，眼睑下垂，乳房亦松弛下垂，腹部肌肉及阴部有明显坠重感，夜尿增多，大便不爽，舌淡脉细。

3. 证候名称 气虚下陷（气血津液辨证）。

4. 辨治导图 见下页。

5. 证候分析 患者于产后出现四肢疲软乏力。脾主肌肉四肢，妇女生产消耗气血，致中气下陷，则四肢无力，眼睑与乳房下垂，腹部肌肉与阴部有下坠感。胃气虚，则食欲大减。气虚，则困倦欲卧，大便不爽。肾气虚，则腰膝酸软，夜尿增多。舌淡脉细，为气血两虚之象。

《灵枢·口问》云："胃不实则诸脉虚，诸脉虚则筋脉懈惰，筋脉懈惰则行阴用力，气不能复"。胃为气血之海，阳明主润宗筋，胃气虚则诸脉皆虚，筋脉懈惰，全身肌肉无力而下垂，四肢弛缓不收。过劳会损伤元气，元气伤，则机体功能活动减退。胃气为后天之本，元气属先天之本，因此，治疗本病时，既要培补后天胃气，又要温补先天元气。本病与现代医学的进行性肌营养不良、重症肌无力等病症相似。

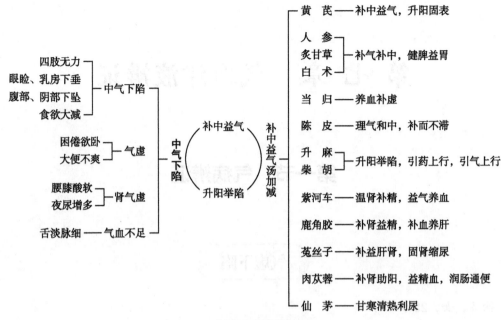

▲ 气虚下陷辨治导图

黄芪的作用：在补中益气汤中，益气升阳；在补阳还五汤中，补气活血；在玉屏风散中，益气固表止汗；在归脾汤中，补气生血，补气摄血；在当归补血汤中，补气生血。

6.知识要点　气虚证与气陷证的临床表现与辨证要点。

第二节　血病辨证

血　虚

李某，女，24岁。

患者新产之后10余日，产后下血甚多，全身痉挛麻木，口唇抽搐，鼓颌咬牙，神志时清时昧，语言时清时乱，心悸不眠。医以为痫病，或癫病，或破伤风病，治疗近1个月，其病仍然不愈。

询其病症，自诉未发痉时，神志清晰；发痉时，神志时而蒙昧，全身痉挛麻木，尤以口唇为甚，不昏倒，口中不吐痰涎白沫，无角弓反张及颈项强急之象，日发4～6次，且伴心悸，怔忡不宁，夜卧易惊，体倦，精神疲乏，自汗，饮食不思，口淡无味，面白无华，舌质淡，苔薄白，脉细而无力。

观此病舌淡脉细，当属虚证。因再询问患者："产后下血情况如何？"答曰："下血甚多。"

其病当属产后血虚生风之痉病,遂拟益气养血、息风定痉之法,取十全大补汤加炒荆芥治之。

党参 15 克,炙黄芪 15 克,炒白术 10 克,茯神 12 克,炙甘草 10 克,当归 10 克,白芍 15 克,川芎 6 克,熟地 10 克,桂枝 6 克,炒荆芥炭 15 克。

服 10 剂,患者惊止悸平,神志清晰。继以原方去荆芥炭,再合磁朱丸,合制丸剂 1 料早晚吞服,调治月余,诸症悉愈。

(节选自《疑难病辨治回忆录:熊继柏临证医案实录 2》)

1. 主　诉　产后下血甚多,全身痉挛麻木 10 余日。

2. 临床表现　产后下血甚多,全身痉挛麻木,尤以口唇为甚,心悸,怔忡不宁,夜卧易惊,体倦,精神疲乏,自汗,饮食不思,口淡无味,面白无华,舌质淡,苔薄白,脉细而无力。

3. 证候名称　血虚生风证(气血津液辨证,脏腑辨证)。

4. 辨治导图

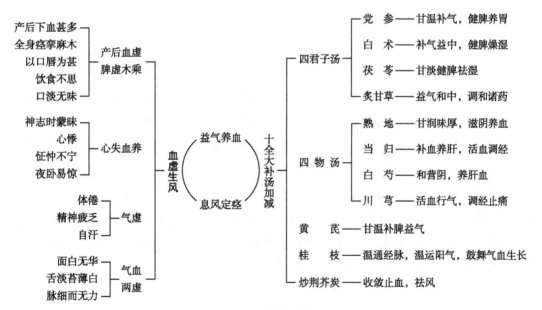

▲ 血虚辨治导图

5. 证候分析　患者因产后下血过多,而全身痉挛麻木。《金匮要略》曰:"新产血虚,多汗出,喜中风,故令病痉。"亡血伤津是导致产后痉病的前提。产后易血虚,血虚则不能养肝柔筋,发为动风之征,故全身痉挛麻木;尤以口唇为甚,乃脾开窍于口,其华在唇,脾虚木乘所致;饮食不思,口淡无味,为脾虚。血能载气,下血过多,致气虚,则体倦,精神疲乏,自汗。血虚,心神失养,则心悸,怔忡不宁,夜卧易惊。面白无华,舌质淡,苔薄白,脉细而无力,为血虚之象。

【原按】患者神志恍惚、痉挛抽搐，近似癫痫，但无风、火、痰、饮之实象。未发痉时，神志清楚；已发痉时，神志时而蒙昧，但并不昏倒，口中亦不吐痰涎白沫。此病非癫痫。全身痉挛，但并不剧烈，仅口唇明显，无角弓反张，无颈项强急，排除破伤风病。此病总由心、肝、脾三脏之气血虚弱引起的肝风内动，发为产后痉病。心主神明，又主血脉，脾主运化，为胃行其津液而为气血生化之源，故其治法当补心血，益脾气，柔肝息风，使气血得以健旺。心得血养则神明镇守，肝得血养则筋柔风息，脾气健旺则肝风无所乘。古人所谓"治风先治血，血行风自灭"。其病当属产后血虚生风之痉病，遂拟益气养血、息风定痉之法，取十全大补汤加炒荆芥治之。

6. 知识要点　血虚证及血虚动风证的临床表现与辨证要点。

第三节　津液辨证

津　虚

胡某，女，23岁。

婚后已停经5个月，初起发热，汗出，烦渴呕吐，不欲食，持续半月之久，现发热呕吐稍减，但心烦，心悸气短，怔忡不宁，潮热自汗，五心烦热，午后益甚，口燥咽干，时时干呕，吞咽困难；小便短少，大便5～7日不解，每次大便燥屎硬结，肛门裂痛流血，痛苦不堪。舌红而干，脉细弱。小腹无寒冷之感，舌上未见青色，口中没有秽气。

请妇科医生检查，形体羸弱枯槁，瘦瘪之下腹部听到较弱"胎心音"。诊断内燥太甚之胎萎不长，又称妊娠胎萎燥。当以滋补精血，生津增液，用加减复脉汤。处方：

红参、炙甘草各10克，当归身12克，肉苁蓉、白芍、生阿胶（烊化）、菟丝子各15克，火麻仁20克，大生地黄、麦冬各30克。

连进3剂，诸症开始好转，患者气色转佳。再进5剂，诸症渐愈。4个月之后产下一子。

（节选自《疑难病辨治回忆录 - 熊继柏临证医案实录2》）

1. 主　诉　发热呕吐半月余。

2. 临床表现　发热，潮热，五心烦热，午后益甚，呕吐，时时干呕而吞咽困难，心烦，心悸，怔忡不宁，气短，自汗，口燥咽干，大便燥结，小便短少，舌红而干，脉细弱。

3. 证候名称　津液不足证（气血津液辨证）。

4. 辨治导图

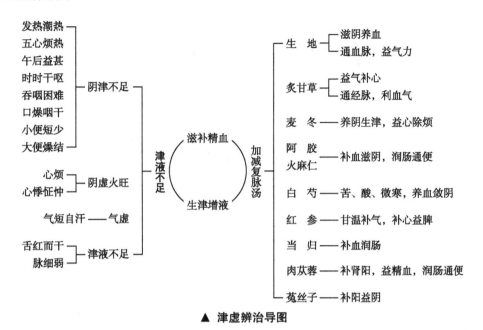

▲ 津虚辨治导图

5. 证候分析 患者婚后停经五个月，发热呕吐半月，为津液损耗，气血耗伤所致。阴虚内热，则潮热，五心烦热，午后益甚。热伤津液，胃中阴津亏虚，则干呕而吞咽困难。气阴不足，心动不安，则心烦，心悸，怔忡不宁。气虚，则气短，自汗。津液亏耗，上不能滋养口咽则口燥咽干，外不能濡养肌肤则形体羸弱枯槁，下不能化生小便、濡养大肠则尿少便干。津血同源，津液不足，津血亏虚，则舌红而干，脉细弱。内燥太甚而致胎儿失去滋养，则胎萎不长。患者小腹无寒冷之感，舌上未见青色，口中没有秽气，说明胎儿尚存活。

《妇人良方》谓："夫妊娠不长者，因有宿疾，或因失调，以致脏腑衰损，气血虚弱，而胎不长也。"

《景岳全书》谓："妊娠胎气本乎血气。胎不长者，亦惟血气之不足耳。故于受胎之后而漏血不止者有之，血不归胎也；妇人中年血气衰败者有之，泉源日涸也；妇人多脾胃病者有之，仓廪薄则化源亏而冲任穷也；妇人多郁怒者有之，肝气逆则血有不调而胎失所养也。或以血气寒而不长者，阳气衰则生气少也。或以血热而不长者，火邪盛则真阴损也。凡诸病此者，则宜补宜固，宜温宜清，但因其病而随机应之，则或以及期，或以过月，胎气渐充，自无不长。"

《伤寒舌鉴》："妊娠伤寒，邪入经络，轻则母病，重则子伤。枝伤果必坠，理所必然，故凡治此。当先固其胎气，胎安则子母俱安，面以候母，舌以候子，色泽则安，色败则毙，面赤舌青者，子死母活，面舌俱青沫出者，母子俱死，亦有面舌俱白，母子皆死者，盖谓色不泽也。"

6. 知识要点 津液不足证的临床表现与辨证要点。

第八章 脏腑辨证

第一节 心病辨证

心悸 1

杨某某，男，33 岁。

患者于 1 年前因连续加班，过于劳累，忽觉心悸不安，少寐，周身乏力，做心电图提示"频发性室性早搏"，经服用酒石酸美托洛尔片、肌苷等药物，心悸减轻，但停药后其症复作。现心悸频发，胸中发空，气短而不接续，动则汗出，倦怠乏力，睡眠不佳，观其舌质淡嫩，脉弦细而带有结象，刘老辨为心胸阳气不足，导致水气上冲的"水心病"之征。治法：通阳化饮，补益心气。

疏方：桂枝 14 克，茯苓 20 克，白术 10 克，炙甘草 10 克，丹参 15 克，党参 15 克，沙参 12 克。

服至 7 剂后，心悸明显减轻，胸中已不觉发空，守方又续进 10 余剂而病愈。

（节选自《刘渡舟验案精选》）

1. 主 诉 心悸 1 年。

2. 临床表现 心悸，胸中发空，气短而不接续，动则汗出，倦怠乏力，睡眠不佳，舌质淡嫩，脉弦细而结。

3. 证候名称 心阳虚兼水气凌心证。

4. 辨治导图 见下页。

5. 证候分析 患者因连续加班，过于劳累，而致心悸少寐，周身乏力。过劳，耗损心气，心气虚，则心悸，胸中发空。宗气走息道以行呼吸，贯心脉以行气血，心气不足，胸中宗气虚弱，则气短而不接续。劳则耗气，故动则汗出，倦怠乏力。心气不足，心神得不到气血的濡养，故心神不宁，睡眠不佳。脉弦，为水饮；脉结，舌质淡嫩，为阳虚寒盛之象。

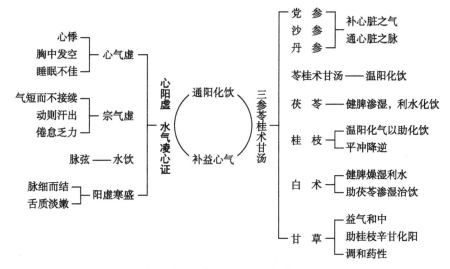

▲ 心悸（心阳虚，水气凌心）辨治导图

临床上另有一类心阳虚证伴有水饮内停，即"水心病"，为水气凌心证，水饮内停，阻遏心阳，以心悸气短为主要特征。心肾阳虚往往由心阳虚导致，心肾阳虚而水湿不化，内停成饮，水饮上泛凌心更伤心阳，成无己在《伤寒明理论》中言："其气虚者，由阳气内弱，心下空虚，正气内动而为悸也；其停饮者，由水停心下，心为火而恶水，水既内停，心不自安，则为悸也。"水气凌心证与心阳虚证都有心悸气短，但水气凌心证伴小便不利，或肢体浮肿，水邪滞留等特征，脉多弦；而心阳虚证伴心痛，脉多细弱或结代。

6. 知识要点 心气虚与心阳虚的辨证要点及其鉴别。

心悸 2

赵某某，女，54 岁。

发热已两月余，经中、西药治疗，发热渐退，但从此出现心悸不安，每日发作数次之多，西医诊为"心房纤颤"，多方治疗，病情时好时坏，迁延不愈。患者为工薪阶层，不免债台高筑、生活拮据而令人忧愁，从此病情逐渐加重。精神抑郁，整日呆坐，两目直视，寝食俱废。诉心中悸动，失眠少寐，时发低热，食少倦怠，月经量少，血色浅淡。视其舌淡而苔薄白，切其脉细缓无力。刘老辨为忧思伤脾，心脾气血不足之证。治当益气养血，补益心脾。此病进归脾汤加减为宜。

红人参 8 克，白术 10 克，黄芪 10 克，炙甘草 10 克，当归 10 克，茯神 10 克，远志 10 克，酸枣仁 30 克，桂圆肉 12 克。

服药7剂，心悸大减，发作次数明显减少，夜间能睡眠，精神转佳，诸症亦随之好转。效不更方，又服10余剂，心悸不发，夜能安睡，逐渐康复。嘱其安静，将息调养。

（节选自《刘渡舟验案精选》）

1.主　诉 心悸。

2.临床表现 心中悸动，失眠少寐，时发低热，食少倦怠，月经量少，血色浅淡。舌淡苔薄白，脉细缓无力。

3.证候名称 心血虚、脾气虚。

4.辨治导图

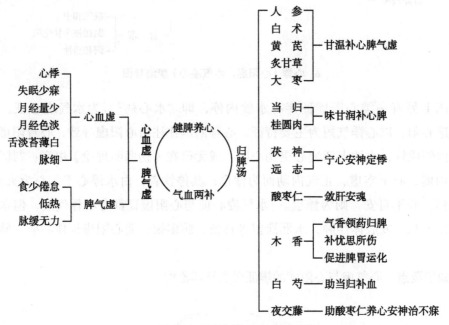

▲ 心悸（心血虚、脾气虚）辨治导图

5.证候分析 本案之心悸，起于发热之后，又因思虑、忧愁等情志，损伤心脾，气血不能奉养心主，故发生心悸不安。《灵枢·口问》谓："悲哀愁忧则心动，心动则五脏六腑皆摇"。脾气虚，则食少，倦怠，虚热；心血耗，则不寐；月经量少色淡，舌质淡苔薄白，脉细缓无力，均为气血不足之征。对此种心脾两虚之心悸、失眠，常用归脾汤或归脾丸调治。

关于气虚发热，李杲在《脾胃论·饮食劳倦所伤始为热中论》认为："脾胃气衰，元气不足，而心火独盛。心火者，阴火也……脾胃气虚，则下流于肾，阴火得以乘其土位……则气高而喘，身热而烦，其脉洪大而头痛，或渴不止"。治之当循《黄帝内经》"劳者温之""损者温之"的治则，选用甘温之品补其中气，升其中阳，如李杲创制甘温除热之名方补中益气汤。

6.知识要点 心血虚证的辨证要点；心血虚与心阴虚的鉴别。

第二节　肺病辨证

咳喘 1

柴某某，男，53 岁。

患咳喘 10 余年，冬重夏轻，就诊于许多大医院均诊为"慢性支气管炎"或"慢性支气管炎并发肺气肿"。选用中西药治疗而效果不显。就诊时，患者气喘憋闷，耸肩提肚，咳吐稀白之痰，每到夜晚则加重，不能平卧，晨起则吐痰盈杯盈碗，背部恶寒。视其面色黧黑，舌苔水滑，切其脉弦，寸有滑象。断为寒饮内伏，上射于肺之证，为疏小青龙汤内温肺胃以散水寒：

麻黄 9 克，桂枝 10 克，干姜 9 克，五味子 9 克，细辛 6 克，半夏 14 克，白芍 9 克，炙甘草 10 克。

服 7 剂咳喘大减，吐痰减少，夜能卧寐，胸中觉畅，后以《金匮》之桂苓五味甘草汤加杏仁、半夏、干姜正邪并顾之法治疗而愈。

（节选自《刘渡舟验案精选》）

1. 主　诉　咳喘 10 余年。

2. 临床表现　咳喘吐痰，稀白之痰，夜晚加重，背部恶寒，面色黧黑，舌苔水滑，脉弦，寸滑。

3. 证候名称　饮停于肺。

4. 辨治导图

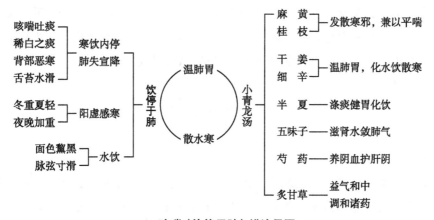

▲ 咳喘（饮停于肺）辨治导图

5. 证候分析　寒饮内伏，上射于肺，肺失肃降，气逆上冲，发为咳喘。根据同气相求的理论，由寒饮引发的咳喘表现为冬重夏轻，每到夜晚加重且背部恶寒。寒饮内扰于肺，肺寒金冷，阳虚津凝，成痰为饮，其痰涎色白质稀，水饮凝滞不化，故舌苔见水滑。寒饮为阴邪，易伤阳气，胸中阳气不温，使荣卫行涩，不能上华于面，可见面色黧黑。寒饮之邪，其脉多见弦象，寸脉滑，可知痰饮在肺。

【原按】刘老经验，寒饮咳喘辨证要领：

（1）辨气色：寒饮为阴邪，易伤阳气，胸中阳气不温，使荣卫行涩，不能上华于面，患者可见面色黧黑，称为"水色"；或见两目周围有黑圈环绕，称为"水环"；或见头额、鼻柱、两颊、下巴的皮里肉外之处出现黑斑，称为"水斑"。

（2）辨咳喘：咳重而喘轻，或喘重而咳轻，或咳喘并重，甚则倚息不能平卧，每至夜晚则加重。

（3）辨痰涎：肺寒金冷，阳虚津凝，成痰为饮，其痰涎色白质稀；或形如泡沫，落地为水；或吐痰为蛋清状，触舌觉凉。

（4）辨舌象：肺寒气冷，水饮凝滞不化，故舌苔多见水滑，舌质一般变化不大，但若阳气受损时，则可见舌质淡嫩，舌体胖大。

（5）辨脉象：寒饮之邪，其脉多见弦象，因弦主饮病；如果是表寒里饮，则脉多为浮弦或见浮紧，若病久日深，寒饮内伏，其脉则多见沉。

（6）辨兼证：水饮内停，往往随气机运行而变动不居，出现许多兼证，如水寒阻气，则兼噎；水寒犯胃，则兼呕；水寒滞下，则兼小便不利；水寒流溢四肢，则兼肿；若外寒不解，太阳气郁，则兼发热、头痛等症。

以上六个寒饮咳喘的辨证环节，也是正确使用小青龙汤的客观标准，但六个环节，不必悉具，符合其中一两个主证者，即可使用小青龙汤。关于小青龙汤的加减用药，根据刘老经验，常在本方基础上加茯苓、杏仁、射干等药，以增强疗效。小青龙汤虽为治寒饮咳喘的有效方剂，但毕竟发散力大，能上耗肺气，下拔肾根，虚人误服，可出现手足厥冷，气从少腹上冲胸咽，其面翕热如醉状等副作用，因此，本方应中病即止，不可久服。一旦病情缓解，即改用苓桂剂类以温化寒饮，此即《金匮要略》"病痰饮者，当以温药和之"。

6. 知识要点　饮停于肺、痰湿阻肺证与寒邪客肺的鉴别。

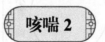

咳喘 2

孙某某，女，46岁。

时值炎夏，夜开空调，当风取凉，因患咳嗽气喘甚剧。西医用进口抗肺炎之药，而不见效。又延中医治疗亦不能止。马君请刘老会诊：脉浮弦，按之则大，舌质红绛，苔则水滑，患者咳逆倚息，两眉紧锁，显有心烦之象。辨为风寒束肺，郁热在里，为外寒内饮，并有化热之渐。

为疏：麻黄4克，桂枝6克，干姜6克，细辛3克，五味子6克，白芍6克，炙甘草

4克，半夏12克，生石膏20克。

此方仅服2剂，则喘止人安，能伏枕而眠。

（节选自《刘渡舟验案精选》）

1.主　　诉　咳喘。

2.临床表现　咳嗽气喘，心烦，舌质红绛，苔则水滑，脉浮弦，按之则大。

3.证候名称　风寒束肺，郁热在里。

4.辨治导图

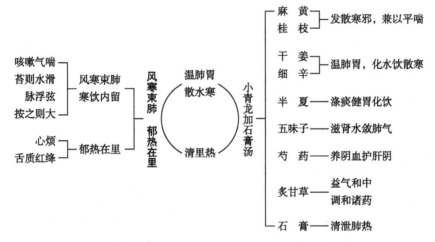

▲ 咳喘（风寒束肺，郁热在里）辨治导图

5.证候分析　炎夏当风取凉，外感寒邪，卫阳被遏，表寒引动内饮，水寒相搏，内外相引，饮动不居，水寒射肺，肺失宣降，故咳嗽气喘。外有寒邪，内有水饮，则脉浮弦，按之则大。水邪外溢肌表，则苔水滑。寒饮日久，郁而化热，则心烦，舌质红绛。

【原按】《金匮》之"小青龙加石膏汤"，治疗"肺胀，咳而上气，烦躁而喘，脉浮者，心下有水"之征。刘老认为，本方具有寒热兼顾之能，燥而不伤之优。

6.知识要点　饮停于肺、寒邪客肺与热邪壅肺证的鉴别。

第三节　脾病辨证

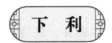

王某某，男，46岁。

大便下利达1年之久，先后用多种抗生素，收效不大。每日腹泻3~6次，呈水样便，并挟有少量脓血，伴有里急后重，腹部有压痛，以左下腹为甚，畏寒，发热（37.5℃左右），舌红，苔白，脉沉弦。粪便镜检有红、白细胞及少量吞噬细胞。西医诊断：慢性菌痢。辨证：脾脏气血凝滞，木郁土中所致。治法：调脾胃阴阳，疏通气血，并于土中伐木。

桂枝10克，白芍30克，炙甘草10克，生姜10克，大枣12枚。

服汤2剂，下利次数显著减少，腹中颇觉轻松。3剂后则大便基本成形，少腹之里急消失，服至4剂则诸症霍然而瘳。

（节选自《刘渡舟验案精选》）

1. 主　诉　大便下利1年。

2. 临床表现　每日腹泻3～6次，呈水样便，并挟有少量脓血，伴有里急后重，腹部有压痛，以左下腹为甚，畏寒，发热（37.5℃左右），舌红，苔白，脉沉弦。

3. 证候名称　脾胃不和，气血不调。

4. 辨治导图

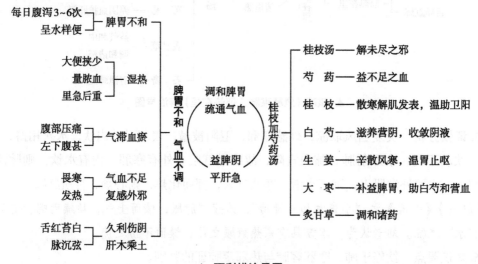

▲ 下利辨治导图

5. 证候分析　下利日久，易致脾胃不和，气血不调。脾虚不能运化水液，则每日腹泻，呈水样便，泻下日久，中气下陷，则里急后重。肝气郁结，不通则痛，则左下腹按痛。阳气不足，不能温煦体表，则恶寒；脾虚不能化生津液，阴火内生，进而发热。脾为土，肝属木，脾家气血不利，而使肝木之气不达，故脉沉弦。又因久利伤阴，气血郁滞，脾阴不和，则舌红。

【原按】治用桂枝加芍药汤以调和脾胃，疏通气血，益脾阴，平肝急，兼能疏泄肝木，本方用于太阴病之下利，腹痛，别具一格，正如李东垣所说："腹中痛者，加甘草、白芍药，稼穑作甘，甘者已也；曲直作酸，酸者甲也。甲己化土，此仲景妙法也。"临床运用本方时，如能抓住脾胃不和、气血不利和肝木乘土三个环节，则用之不殆，历验不爽。

6.知识要点 气滞与血瘀证的鉴别；肝郁脾虚证的辨证要点。

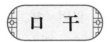

口 干

朱某某，男，52岁。

1年前患湿热病，之后出现口干无唾，不敢多言，饮食必用汤水送下，夜间口干更甚，须饮水数次方能入睡。时有胁腹胀，大便干结，经医院多次检查，病因不明，特来求治。视其人舌瘦而质红，苔薄而少津，脉弦细数。辨为胃之阴液不足，不能上润于口，治宜甘寒生津养液，禁用苦寒而燥之药。

为疏：沙参15克，玉竹15克，麦冬30克，生地黄10克，白芍20克，佛手10克，香橼10克，蒺藜10克，牡丹皮10克，川楝子10克。

其服10余剂，感觉口中唾液徐徐而生，胁腹之胀消失，大便正常。

（节选自《刘渡舟验案精选》）

1.主　诉 口干无唾。

2.临床表现 口干无唾，夜间口干更甚，时有胁腹胀，大便干结，舌瘦质红，苔薄少津，脉弦细数。

3.证候名称 胃阴虚证。

4.辨治导图

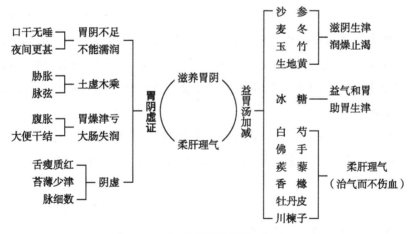

▲ 口干辨治导图

5.证候分析 本案患者口干无唾，为胃阴虚不能濡润所致。患者1年前患有湿热病，热邪最易耗伤胃阴，胃阴虚，则上不能润肺养心，中不能柔肝济脾，下不能滋肾润肠。土虚木乘，胃阴虚，肝气劲急不柔，则口干，胁胀，脉弦，即"胃汁竭，肝风鸱"（叶天士）。胃燥则阳明津亏，大肠失于润导，则腹胀，大便秘而难通。舌瘦质红，苔薄少津，脉弦细数，为阴虚之象。

　　本证治疗以甘寒滋养胃阴，兼以柔肝理气。方用益胃汤加味，由沙参、麦冬、冰糖、生地和玉竹组成。胃为阳土喜润恶燥，胃阴一复，则脏腑之阴皆戴其泽。如吴鞠通所言："盖十二经皆禀气于胃，胃阴复而气降得食，则十二经之阴皆可复矣"。脾在液为涎，肾在液为唾，五脏六腑的津液皆来源于胃，胃阴滋，则五脏六腑之阴液得以充实。临床应用益胃汤时，要抓住胃阴不足的辨证特点：口干，便结，饥不欲食，舌色红绛，少苔，脉细数或弦细；并可根据兼证的不同，灵活加减。如兼肝气不舒者，加川楝子、白芍；兼肺阴不足者，加百合、枇杷叶或糯稻根；大便作泄下坠者，加乌梅、白芍或黄连等，运用得当，俱获效验。

　　6.知识要点　胃阴虚证与胃热证的鉴别。

第四节　肝病辨证

肝郁挟食

　　刘某某，女，28岁。

　　正值经行之际，因家庭琐事而与丈夫争吵，遂胸胁满闷，时欲太息，不顾行经而赌气下水劳动，以致发生每次行经之际，先寒后热，寒多热少，有如疟状。兼见脘腹胀满，倦怠乏力，不欲饮食，强食则嗳腐吞酸，经色赤黑而黯。观其舌苔厚腻，切其六脉濡滑。刘老根据脉滑与舌苔厚腻，辨为肝气郁结挟有饮食停滞之证。遂以疏肝平胃，消食导滞为法，投柴平煎加减。

　　柴胡16克，黄芩8克，半夏14克，党参10克，苍术12克，厚朴10克，陈皮10克，焦三仙30克，炙甘草4克，生姜10克，大枣5枚。水煎服，于每月行经之时服3剂，2月而瘥。

　　（节选自《刘渡舟验案精选》）

　　1.主　　诉　胸胁满闷，时欲太息。

　　2.临床表现　胸胁满闷，时欲太息，每次行经之际，先寒后热，寒多热少，有如疟状，兼见脘腹胀满，倦怠乏力，不欲饮食，强食则嗳腐吞酸，经色赤黑而黯，舌苔厚腻，脉濡滑。

3. 证候名称　肝郁挟食证。

4. 辨治导图

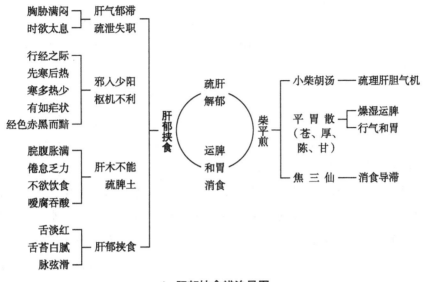

▲ 肝郁挟食辨治导图

5. 证候分析　本案为情志不遂，肝气郁结，肝木不能疏脾土所致。肝气郁滞，疏泄失职，则胸胁满闷，时欲太息；邪入少阳，枢机不利，正盛则热，邪盛则寒，则行经之际，先寒后热，寒多热少，有如疟状，经色赤黑而黯；肝木不能疏脾土，使脾呆而不运，食气不消，则脘腹胀满，倦怠乏力，不欲饮食，嗳腐吞酸；舌淡红，舌苔白腻，脉弦滑，为肝郁挟食之象。

【原按】脾胃消化饮食水谷，需赖肝木之气疏达相协。《素问·五常政大论》云："土得木而达"。唐容川之《血证论》指出："木之性主于疏泄，食气入胃，全赖肝木之气以疏泄之，而水谷乃化"，充分说明肝木与脾土之间的木能疏土这种生理关系。治以柴平煎疏肝解郁，运脾和胃消食。本方原载于《内经拾遗方论》，用治湿疟，症见身痛重，寒多热少，脉濡等。刘老则根据"疟发少阳"，枢机不利，造成湿困脾呆，饮食停滞之病机，将本方用于"肝郁挟食"，临床每见胸胁胀满疼痛，食则胃痞胀甚，嗳腐吞酸，或见寒热往来，舌苔厚腻，脉弦滑等症状。

6. 知识要点　肝气郁结证和食滞胃脘证的辨证要点。

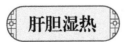

高某某，男，31 岁，研究生。

患者于 1985 年患乙型肝炎，1991 年病情加重，住某医院，诊断为"慢性乙型肝炎伴肝硬化""肝功能失代偿期"。初诊时患者面色青暗无华，肝区不适，口苦，齿衄，腿软，食少，寐差，小便黄，大便溏泻。舌红，苔白，脉弦无力。此为肝肾阴虚与肝胆湿热蕴郁不化之征。用自制柴胡解毒方。

柴胡15克，黄芩10克，茵陈15克，土茯苓15克，凤尾草15克，草河车（拳参）10克，炙甘草4克，土鳖虫10克，泽兰10克，茜草12克，大金钱草30克，白花蛇舌草15克，龙胆草4克。

服14剂，饮食增加，大便正常，小便微黄，脉来柔和。仍齿衄，腿软，舌红，少寐，此乃湿热渐去，阴血亏虚之本质已露。加当归15克，白芍15克，牡丹皮10克，丹参16克，酸枣仁30克。又服十四剂，齿衄止，睡眠佳，但舌红，乏力，脉大而无力，此气阴两虚之象，前方加黄芪10克，党参10克，白术10克，以清利湿热兼益气养阴。

服药两月，自觉症状均消失，此大邪已去，唯气血两虚，皮肤有出血点，面色黧黑，乃气虚不摄，血虚不荣之象，治宜双补气血，乃疏补中益气汤与人参养荣汤，共服40余剂，皮下无出血点，面色转红润。1995年初，患者重返工作岗位，身体康健，并喜得一子。

（节选自《刘渡舟验案精选》）

1. 主　　诉　肝区不适伴口苦、齿衄2年。

2. 临床表现　面色青暗无华，肝区不适，口苦，齿衄，腿软，食少，寐差，小便黄，大便溏泻，舌红，苔白，脉弦无力。

3. 证候名称　肝胆湿热兼肝肾阴虚证。

4. 辨治导图

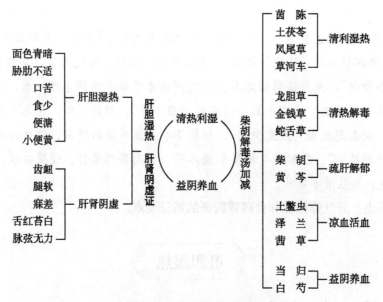

▲ 肝胆湿热（兼肝肾阴虚）辨治导图

5. 证候分析　患者是研究生，素有案牍之劳，肝脏阴血先伤，继而湿热毒邪侵犯肝脏。湿热郁滞气机，肝气郁结，则面色青暗，肝区不适。肝胆湿热，则口苦，小便黄，食少，大便溏泻。长期肝胆湿热，热伤阴血，则齿龃，腿软，眠差，舌红苔白，脉弦无力。

一诊，辨证为肝胆湿热兼有肝肾阴虚，治疗需要先清热利湿，湿热退去，才可施以滋补药物，因补药敛邪，易使湿邪更甚。二诊，湿热渐去，兼有阴血亏虚，加当归、白芍养血。三诊，兼气阴两虚，加黄芪、党参、白术益气养阴。

须注意，患者服药两月，出现面色黧黑，为气虚不摄、血虚不荣之象，不是《中医诊断学》教材中的血瘀所致。临证须结合实际，四诊合参，不可拘泥于课本。

【原按】刘老诊治肝病，首先辨出阴阳气血发病阶段。在气者，疏肝解郁，清热利湿解毒；在血者，又当佐以养血凉血之药物。刘老自拟的"柴胡解毒汤"为"肝炎气分阶段"而设，加"三草"者，在于加大其清热解毒之力。治疗本病要把握攻邪与扶正的关系，早期正气尚盛，当以攻邪为主；中期正气有虚，宜祛邪之中兼以扶正；后期气血亏虚之时，宜在补益之中佐以祛邪。

6.知识要点 肝胆湿热、肝气郁结、肝脾不和与肝肾阴虚的辨证要点。

热极生风

姜某，男，66岁。

左身偏废，左手拘急难伸，不能活动，血压200/120mmHg，头目眩晕，心烦，不寐，性情急躁易怒，大便秘结，小便色黄。舌体向左歪斜，舌质红绛少津，舌苔黄而干，脉来滑数。此火动伤阴，兼有动风之征。治当泻火清热，熄风活血。

疏方：大黄5克，黄芩10克，黄连10克。

服药5剂，大便畅通，头目清爽，心中烦乱顿释，血压降至170/100mmHg，复诊时，不用家人搀扶，腿脚便利。然左手之挛急未解，转方用芍药甘草汤，加羚羊角粉1.8克冲服而瘥。

（节选自《刘渡舟验案精选》）

1.主 诉 左身偏废，左手拘急难伸。

2.临床表现 左身偏废，左手拘急难伸，不能活动，血压高，头目眩晕，心烦，不寐，性情急躁易怒，大便秘结，小便色黄，舌体向左歪斜，舌质红绛少津，舌苔黄而干，脉来滑数。

3.证候名称 热极生风证。

4.辨治导图 见下页。

5.证候分析 本案为火动伤阴，血不柔肝，动风伤筋之热极生风证。《素问·生气通天论》有"阳强不能密，阴气乃绝"之说，患者心烦不寐，性情急躁易怒，大便秘结，小

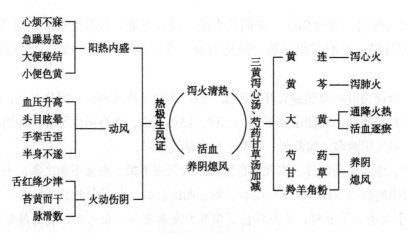

▲ 热极生风辨治导图

便色黄，舌苔黄，脉来滑数，为阳热内盛所致。火淫血脉，血被火煎耗，煽动内风，而见血压升高，头目眩晕，手挛舌歪，半身不遂。舌质红绛少津，舌苔黄而干，脉滑数，为阳热内盛，火动伤阴之象。

一诊，辨证热极生风证，治以泻火清热，方以三黄泻心汤。二诊，左手之挛急未解，为火动伤阴，方用芍药甘草汤以养阴解痉，羚羊角粉以熄风。

6. 知识要点 肝风内动证的概念、分型及其鉴别。

第五节 肾病辨证

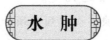

水 肿

王某某，女，68岁。

患慢性肾炎两年，常因感冒、劳累而发水肿，腰痛反复发作，多方治疗，迁延不愈，近半月来水肿加剧，以下肢为甚，小便不利，腰部酸冷，纳呆，腹胀，时有咽痒，咳嗽，视其面色晦暗不泽，舌质红，苔厚腻，切其脉滑略弦。尿常规：尿蛋白（+++），红细胞（20个），白细胞少许。血常规：血尿素氮9.2mmol/L，肌酐178μmol/L，胆固醇7.8mmol/L，血红蛋白80g/L。刘老辨为湿热之毒壅滞三焦。经曰："少阳属肾，肾上连肺，故将两脏"，故三焦为病可累及肺、肾。治以通利三焦湿热毒邪，荆防肾炎汤主之。

荆芥6克，防风6克，柴胡10克，前胡10克，羌活4克，独活4克，枳壳10克，桔梗10克，半枝莲10克，白花蛇舌草15克，生地榆15克，炒槐花12克，川芎6克，赤芍10克，茯苓30克。

服 14 剂，水肿明显消退，小便量增多，尿常规：尿蛋白（＋），红细胞少许。药已中鹄，继以上方出入，又服 30 余剂，水肿尽退，二便正常。尿常规：尿蛋白（±），血常规：血尿素氮 4.9mmol/L，肌酐 85μmol/L，胆固醇 4.2mmol/L，血红蛋白 110g/L。舌淡红，苔薄微腻，脉濡软无力，此大邪已退，正气不复之象。改用参苓白术散 14 剂善后，诸症皆愈。随访半年，未曾复发。

（节选自《刘渡舟验案精选》）

1. 主　诉　水肿反复发作 2 年，近半月来加剧。

2. 临床表现　水肿，以下肢为甚，腰痛，小便不利，腰部酸冷，纳呆，腹胀，咽痒，咳嗽，面色晦暗不泽，舌质红，苔厚腻，脉滑略弦。

3. 证候名称　湿热之毒壅滞三焦。

4. 辨治导图

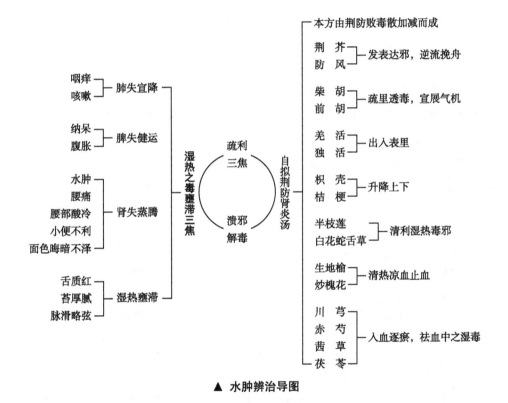

▲ 水肿辨治导图

5. 证候分析　患者劳累而正气不足，又反复感染外邪，正气大亏，无力抗邪，导致湿热毒邪壅滞三焦。湿热阻遏上焦，肺失宣降，则咽痒，咳嗽；脾失健运，则纳呆，腹胀；肾失蒸腾，则面色晦暗不泽，水肿，腰痛，腰部酸冷，小便不利。舌质红，苔厚腻，脉滑略弦，为湿热毒邪壅滞之象。

6. 知识要点　阳水和阴水的病因病机、辨证要点及其鉴别。

小便不利

包某某，女，42岁。

患者就诊时尿急，尿频，小便时尿道灼热涩痛。尿常规：白细胞10～16个，红细胞3～4个。某医院诊断为："急性泌尿系感染"，服氟哌酸等西药，效果不佳。伴腰酸，小腹胀，足踝部略有水肿，心烦少寐，口干不欲饮，微咳，大便偏干，2日一行，小便黄。舌红，苔薄腻，脉滑细。刘老辨为血虚挟有湿热下注，治当养血清热利湿。方用《金匮要略》之当归贝母苦参丸。

当归20克，浙贝15克，苦参12克。7剂。

服4剂后，症状明显减轻，小便灼痛消失，排尿通畅。然足踝处之水肿兼有腿重、乏力未瘥。转方当归贝母苦参汤与防己黄芪汤合方，清热除湿之中并扶卫气之虚。防己15克，黄芪20克，白术10克，茯苓30克，当归20克，浙贝母15克，苦参12克，又服7剂，诸症悉除，尿常规结果为阴性。

（节选自《刘渡舟验案精选》）

1. 主　　诉　尿急，尿频，尿痛。

2. 临床表现　尿急，尿频，尿痛。腰酸，小腹胀，足踝部略有水肿，心烦少寐，口干不欲饮，微咳，大便偏干，2日一行，小便黄。舌红，苔薄腻，脉滑细。

3. 证候名称　血虚兼膀胱湿热证。

4. 辨治导图

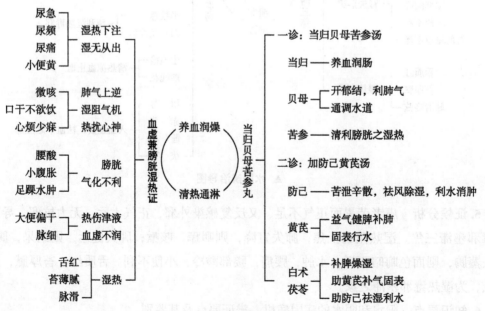

▲ 小便不利辨治导图

5. 证候分析 本病为血虚湿热下注，又加上焦肺气不宣，上壅下闭，水道不利，湿无从出所致。上有肺气上逆则微咳，湿阻气机，津不上承，则口干不欲饮，热扰心神则心烦；下见湿热蕴结膀胱，水道不通，则尿急、尿频、尿痛。热伤津液，血虚不润，则大便偏干，脉细，此为虚实夹杂证。

二诊，足踝处之水肿兼有腿重、乏力，为水湿兼有气虚之征。脾主四肢肌肉，水湿稽留肌肉经络，则腿重，气虚则乏力。治以当归贝母苦参汤加防己黄芪汤，清热除湿之中并扶卫气之虚。

【原按】本证虚实夹杂，若徒用清利，则必伤津化燥，刘老以《金匮要略》之当归贝母苦参丸养血润燥，清热通淋。本方原为"妊娠小便难"而设，方中当归养血润肠，贝母开郁结利肺气，通调水道，苦参清利膀胱之湿热。全方上下并调，标本兼顾。临床用于治疗妇人小便不利，其色发黄，尿道热涩，或见大便秘结，身发虚弱之征，屡有效验。

6. 知识要点 血虚和膀胱湿热证的辨证要点。

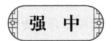

强 中

高某某，男，22岁。

年壮火盛，素有失精走泄之患。有朋自远方来，馈赠红人参一大盒，置放床头，每晚在临睡前嚼服，经过数日，感觉周身烦热，躁动不安，口中干渴，晨起鼻衄。更为苦恼的是，阴茎勃起，阳强不倒，酸胀疼痛，精液频频走泄。心烦少寐，小便色黄，面色红赤，口唇深绛。舌边尖红，脉弦细数。刘老辨为阴虚阳亢，水不制火，相火妄动之征。治以滋阴降火，"壮水之主"之法。

生地黄20克，龟板20克，知母10克，黄柏10克，当归10克，白芍10克，生甘草6克，炙甘草4克。

药服7剂，则身不燥热，鼻衄停止，阴茎变软。又继服5剂，以上诸症尽退而愈。

（节选自《刘渡舟验案精选》）

1. 主 诉 阳强不倒，酸胀疼痛数日。

2. 临床表现 阳强不倒，酸胀疼痛，精液频频走泄，周身烦热，躁动不安，口中干渴，晨起鼻衄，心烦少寐，小便色黄，面色红赤，口唇深绛，舌边尖红，脉弦细数。

3. 证候名称 阴虚阳亢证。

4. 辨治导图 见下页。

5. 证候分析 本案患者素有年壮火盛、阴精走泄之患，肾水一亏，则肾阳必亢，又误服红参之温补，则成阴虚阳亢之征，故阳强不倒，酸胀疼痛，精液频频走泄。阳气过剩，阴气无法制约，则周身烦热，躁动不安，晨起鼻衄，心烦少寐。阴津不足，无法濡养肌体，则口中干渴，小便色黄。面色红赤，口唇深绛，舌边尖红，脉弦细数，为阴虚阳亢之征。

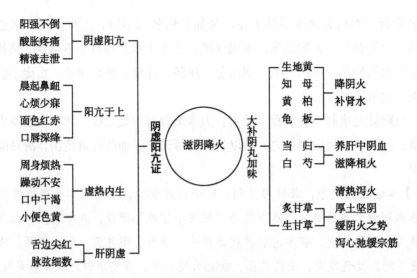

▲ 强中辨治导图

【原按】肾寄真阴，又藏元阳，为"水火之宅"，肾中水火，本以既济而相衡。治遵王太仆"壮水之主，以制阳光"之法。所用方药乃为朱丹溪"大补阴丸"加味。本方由生地黄、知母、黄柏、龟板四味组成，功能"降阴火，补肾水"。是方滋补其阴，承制相火之力，较之六味地黄汤功效更捷。又乙癸同源，肝肾同寄相火，水亏火旺，肝血必伤，故加当归、白芍以养肝中阴血，滋降相火。方中炙甘草与生甘草同用者，在于清热泻火，厚土坚阴，以缓阴火之势，并泻心而又对宗筋起到弛缓之用也。

6. 知识要点　阴虚阳亢证与阴虚风动证的鉴别。

第六节　脏腑兼证

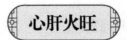

心肝火旺

廖某某，女，19岁。

所患之病颇奇，经常发生幻觉，自称一身分裂为二人，互相争执不休，思想怪诞，不可理喻。某医院诊为"焦虑症"，经多方求治，病情一直未见转机，现已无法正常上课学习。刻下：心烦，彻夜不眠（服大量盐酸氯丙嗪仅能小睡一会儿），闭眼即觉二小人站立床前，迭迭争吵，互相指责。头目眩晕，四肢发麻，皮肤作痒。舌红无苔，脉大而数。据其父母诉，患女性格内向，素来寡言少语，无端发生紧张焦虑。证属心肝火旺，风动痰生，上冲神明，以致神不守舍。治当清心肝之火，安定神志，镇肝潜阳为法。

疏方：珍珠母 30 克，龙齿 20 克，麦冬 20 克，玄参 16 克，茯神 12 克，川石斛 30 克，紫贝 12 克，生地 16 克，白芍 20 克，牡丹皮 10 克，真广角 1.5 克，黄连 10 克，竹茹 20 克，浙贝母 15 克，海浮石 15 克。

另：羚羊角粉、珍珠粉、朱砂粉、琥珀粉各 1 钱，和匀，用上方汤药分 3 次送服。服药 3 剂后，能缓慢入睡，精神状态逐渐好转。上方又服 3 剂，夜能睡眠 7～8 个小时（已停用盐酸氯丙嗪），紧张焦虑不安等症状趋好转，幻觉现象偶有发作，唯肢体仍有发麻，肝风入络之象，改用羚羊钩藤汤，服至 6 剂，肢体麻木消失。

（节选自《刘渡舟验案精选》）

1. 主 诉 心烦，彻夜不眠，经常发生幻觉，紧张焦虑。

2. 临床表现 心烦，彻夜不眠，经常发生幻觉，紧张焦虑，头目眩晕，四肢发麻，皮肤作痒，舌红无苔，脉大而数。

3. 证候名称 心肝火旺证。

4. 辨治导图

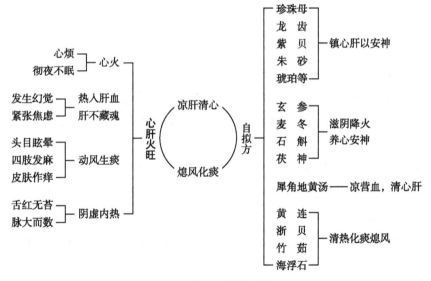

▲ 心肝火旺辨治导图

5. 证候分析 患者因性格内向，素来寡言少语，无端发生紧张焦虑。心藏神，肝藏魂，若情志不遂，气郁化火，心肝火旺，动风生痰，上扰神明，则神、魂不守，可出现幻觉，紧张焦虑。动风生痰，痰阻经络，则头目眩晕，四肢发麻，皮肤作痒。火扰心神，则心烦，彻夜不眠。阴虚内热，则舌红无苔，脉大而数。

魂是人体精神上的控制或抑制作用。能控制或抑制的，称之安魂；不能控制或抑制的，称之不安魂，为肝不藏魂。神是神志和意识，魂受神的影响和作用，随神往来。"肝藏血，血舍魂"，舍是居室，魂为居客，以血为舍，以血为养。《说文解字》注："魂，阳气也"，以阴血为涵养者，性质多属阳，魂具有兴奋、主动的阳性特点。

《灵枢·本神》："随神往来者谓之魂"。魂受神支配，生理上，神动则魂应，魂动则神知；反之，神动魂不应，或魂动神不知，都为异常。神藏于心，心静则神清，心乱则神昏，魂随其神，神昏则魂荡。魂有病，则魂不守舍，神魂分离（离魂病），表现为：①梦寐。噩梦、梦游、梦呓、梦魇等非良性梦境。②恍惚。思维不能集中，心烦意乱，六神无主。③变幻游行。各种幻觉，幻视、幻闻、幻听等。夏子益《奇疾方》曰："凡人自觉本形作两人，并行并卧，不辨真假者，离魂病也"。如肝血不足，或邪热扰血，则肝不藏魂，魂失居所，不受神支配。治疗需心肝神魂并治，滋阴补血，清火潜阳，方能安神定魂。

【原按】治宜凉肝清心，熄风化痰。《类证治裁》："夫肝主藏血，血燥则肝急。……凡肝阳有余，必需介属以潜之，柔静以摄之，味取酸收，或佐酸降，务清其营络之热，则升者伏矣。"

6.知识要点 心肝火旺证的辨证要点。

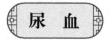

尿　血

高某某，男，40岁。

体检发现尿潜血（+++），尿蛋白（+），血压 165/100mmHg，B超提示：左肾结构欠规则。膀胱镜（-），肾脏结核（-），肾小球滤过率降低。西医认为"肾小球肾炎"可能性大，给予"激素"及"潘生丁（双嘧达莫片）"等西药，兼服中药，然血尿始终不消，病经1年有余。请刘老会诊时，尿潜血（+++），尿蛋白（±），伴有心烦不寐，口干，五心烦热，腰痛，下肢痿软无力，小便频数，量少色黄。视其舌红绛而苔薄黄，切其脉细数。脉证合参，刘老辨为少阴热化之征，为肾水不足，心火上炎，心肾不交。治当以滋阴泻火，养血止血，交通心肾为法。

方用：黄连10克，黄芩6克，阿胶12克（烊化），白芍15克，鸡子黄两枚，当归15克，生地黄15克。

医嘱：勿食辛辣肥腻之食品。

上方服药7剂，检查：尿潜血（++），红细胞0～10个，心烦与不寐均减，仍有多梦，小便黄赤，带有泡沫颇多。舌质仍红，脉来弦滑。反映药虽对证，但尚未全面控制病情，因阴中伏火不能速解也，继用上方加减出入，1月余诸恙悉退，随访已无复发。

（节选自《刘渡舟验案精选》）

1.主　诉 血尿1年余。

2.临床表现 尿血，心烦不寐，口干，五心烦热，腰痛，下肢痿软无力，小便频数，量少色黄，舌红绛苔薄黄，脉细数。

3.证候名称 心肾不交证（脏腑辨证）；少阴热化证（六经辨证）。

4. 辨治导图

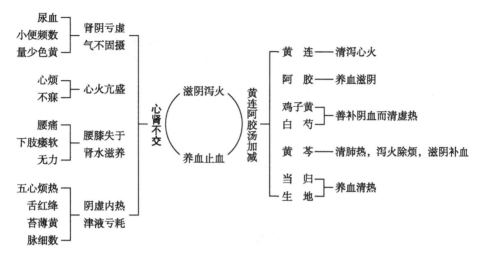

▲ 尿血辨治导图

5. 证候分析　患者尿血1年余，久病损伤心肾之阴，肾阴亏虚，肾水不升，心火无制，心火亢盛，内扰心神，心神不安，则心烦不寐；水亏阴虚，肾主骨，精髓不充，腰膝失于肾水滋养，则腰痛，下肢痿软无力；阴虚内热，津液亏耗，则口干，五心烦热，舌红绛苔薄黄，脉细数；肾阴亏虚，阴精不能化生阳气，肾气不能固摄血液，则尿血，不能固摄津液，则小便频数，量少色黄。

【原按】本证为少阴热化证。邪入少阴，从阳化热，热则伤阴动血。辨证关键在于心烦少寐，舌红脉细数。《伤寒论》曰："少阴病，得之二三日以上，心中烦，不得卧，黄连阿胶汤主之。"本证的心中烦，不得卧，与栀子豉汤的虚烦不得卧不同，栀子豉汤是邪火扰于胸膈，舌上有黄白相兼之苔，治宜清透郁热。本证为阴虚阳盛，除心中烦，不得卧外，舌质红绛而干燥少津，脉细数，纯为水枯火炎之象，治宜滋阴降火。

6. 知识要点　心肾不交证的辨证要点。

第九章 其他辨证

第一节 六经辨证

少阴头痛

张某某，男，38岁。

1970年患头痛，逐渐加重，看书、写字时，头痛目胀尤甚。先后经几处医院，未明确诊断。至1976年，病情转剧，10月来诊，按少阴证论治而愈。

数日前，头暴痛如裂，不敢睁眼。卧床休息并服药，未见减轻，仍阵阵发作。心烦，气短，四肢厥冷，面色青暗萎白，舌质淡而乌暗，边缘有明显齿痕，苔灰白薄润，脉沉微。此少阴阳衰阴盛证头痛，有阴阳格拒之象。法宣通脉回阳，宣通上下，以白通汤主之。

处方：葱白头60克，干姜30克，制附片60克（久煎），4剂。

连进4剂，头痛和精神好转。但阳衰阴盛日久，须温补少阴，兼顾太阴。法宜继用驱阴助阳，温中益气，以四逆合理中加味，配成丸药服用。

处方：制附片60克，干姜30克，炙甘草20克，生晒参30克，炒白术30克，茯苓30克，上肉桂15克，宁枸杞20克，菟丝子30克。

10剂，水打为丸。1979年7月追访，3年来，虽经常加夜班，头痛始终未犯。

（节选自《范中林六经辨证医案》[①]）

1. 主　诉　头痛6年余。

2. 临床表现　头痛如裂，不敢睁眼，心烦，气短，四肢厥冷，面色青暗萎白，舌质淡而乌暗，边缘有明显齿痕，苔灰白薄润，脉沉微。

3. 证候名称　阴盛格阳证。

---

① 范学文，周鸿飞. 范中林六经辨证医案［M］. 北京：学苑出版社，2008.

4. 辨治导图

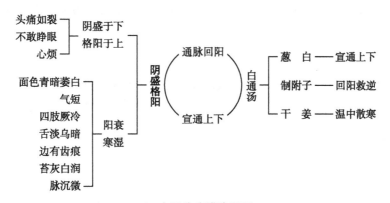

▲ 少阴头痛辨治导图

5. 证候分析 患者素有寒邪停留，阳气虚弱，阴寒凝滞经脉，不通则痛，故头痛如裂，阳虚乏力，不敢睁眼。阴寒内盛于下，格阳于上，虚阳浮越于上，则心烦。阴阳寒热格拒，则有内真寒外假热的症状，阴寒内盛，阳气失于温煦，则面色青暗萎白，四肢厥冷；阳气虚弱，则气短。《辨舌指南·辨舌之颜色》指出："灰色苔者，即黑苔之轻也。"《伤寒指掌·察舌辨症法》："舌苔灰黑而滑者，此寒水侮土。太阴中寒证也"指出舌苔灰黑而滑，脾土虚无法制约肾水，脾土更虚，为寒水侮土，为足太阴脾之虚寒证。舌质淡而乌暗，苔灰白薄润，边有齿痕，为脾阳虚寒，不能运化水湿所致。足少阴肾之阳气衰微，则脉沉微。

本病治疗运用白通汤：葱白，味辛，通被格于上之阳下交于肾；用附子启下焦之阳上承于心；干姜温中土之阳以通上下。周禹载说："真阳既虚，阴邪复深，姜附之性虽能益阳，而不能使阳气必入于阴中，不入阴中，阳何由复，阴何由去？故惟葱白味辛，可通于阴，使阴得达于阳，而利可除矣。"少阴下利，阴盛格阳，葱白能通阳气，令阴得阳而利可愈。本方治疗少阴头痛，重在入阴通阳，镇纳浊阴，则头痛即愈。

6. 知识要点 少阴病寒化证或真寒假热证的辨证要点。

太阳太阴合病

夏某，女，40岁。

患者低热（38℃左右）20余日。炎暑很少出汗，时感烦热、恶风，头痛、骨节酸痛，胸闷腹胀，不思饮食，神疲乏力。面白形丰。夏季怕热，多开低温空调。曾用发汗解热药片、抗生素及中药生脉饮之类均无效，脉沉细，80次/分。前臂皮肤无汗。舌色略淡，苔薄白而润，按阴暑论治：

净麻黄10克，熟附块12克，北细辛10克，炙甘草8克，苏叶10克，制川朴10克。

2剂，药后有温热感，微微出汗，1剂热减，2剂后发热恶寒、头痛骨楚消失。仍有胸闷腹胀，纳差，口干，尿少等症。外感已解，内蕴之暑湿尚在。改用五苓散加味调理。

（节选自《疑难病证思辨录》^①）

1. 主　诉　低热 20 余日。

2. 临床表现　低热，时有烦热、恶风，头痛、骨节酸痛，少汗，前臂皮肤无汗，面白形丰，胸闷腹胀，不思饮食，神疲乏力，口干，尿少，舌色略淡，苔薄白而润，脉沉细。

3. 证候名称　太阳太阴合病。

4. 辨治导图

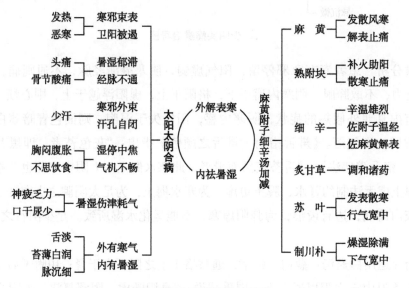

▲ 太阳太阴合病辨治导图

5. 证候分析　本病为夏季怕热，多开低温空调所致。夏季暑热湿盛，毛孔开张，腠理疏松，体内阳气相对不足，而患者夏季贪凉，多开低温空调，致风寒湿邪侵袭肌体，发为阴暑。张景岳言："阴暑者，因暑而受寒者也。"风寒之邪束于肌表，卫阳被遏，郁而化热，则发热不止，卫阳不能温煦肌肤，则恶风；风寒束表，汗孔自闭，则汗少；寒邪郁滞，经脉不通，则头痛、骨节酸痛；此为太阳伤寒证。暑湿停滞中焦，气机不畅，则胸闷腹胀；暑湿困脾，脾胃运化失司，则不思饮食；暑湿伤津耗气，气虚则神疲乏力，伤津则口干，尿少；舌淡苔薄白而润，为气虚夹寒湿；脉沉细，为气血两虚；此为太阴虚寒证。二者兼有则为太阳太阴合病。

6. 知识要点　暑淫证候与太阴病证的辨证要点。

①　柯雪帆. 疑难病证思辨录［M］. 北京：人民卫生出版社，2012.

第二节 卫气营血辨证

热灼营阴

谭某，男，4岁。

起病5日，发热不休，热势甚高，上午体温39.8℃，下午40.8℃，微咳，咽痛，在某医院急诊室治疗，诊断为急性扁桃体炎。经用物理降温、抗生素与激素类药及输液治疗4个昼夜，热势依然未减，患儿神志有时不清，烦躁不安，胸腹灼热，咽喉内两侧有明显红色肿块。询其家长，谓患儿口渴欲饮，大便干结，已两日未进食，小儿食指络脉指纹深紫，舌绛红无苔，脉数。

因舌绛红无苔，便可察知其病变的焦点是热灼营阴，必当清营透热。遂用清营汤，并少加大黄为佐，取釜底抽薪之意。

玄参15克，生地黄15克，麦冬15克，丹参6克，金银花10克，连翘10克，竹叶6克，黄连2克，水牛角片15克，生大黄4克。

嘱每小时服药1次，3小时之后药已进半剂，患儿热势开始下降。服完1剂，其热势大减，患儿神志完全清醒。翌日，体温渐趋正常，继以原方再进1剂，病痊愈。

（节选自《疑难病辨治回忆录：熊继柏临证医案实录2》[①]）

1. 主 诉 高热5日。

2. 临床表现 高热数日不退，微咳，咽痛红肿，神志有时不清，烦躁不安，胸腹灼热，两日未进食，口渴欲饮，大便干结，指纹深紫，舌绛红无苔，脉数。

3. 证候名称 热灼营阴。

4. 辨治导图 见下页。

5. 证候分析 此病为温热病邪，内传入营，营阴受伤所致。热灼营阴，真阴被劫，则高热不止，胸腹灼热。温热火毒炽盛，上炎于咽部，故微咳，咽喉肿胀，疼痛。《温热经纬·外感温热篇》："温邪上受，首先犯肺，逆传心包。"邪在肺卫，因邪热不解，从肺卫逆传心包，热扰心神，故烦躁不安，神志有时不清。邪热内灼营阴，津液大伤，则口渴欲饮，大便干结。邪热煎熬胃阴，则不欲进食。小儿指纹深紫，为气血郁闭。舌绛红无苔，脉数，为阴虚内热之象。

---

① 熊继柏学术思想与临证经验研究小组. 疑难病辨治回忆录：熊继柏临证医案实录2［M］. 北京：中国中医药出版社，2009.

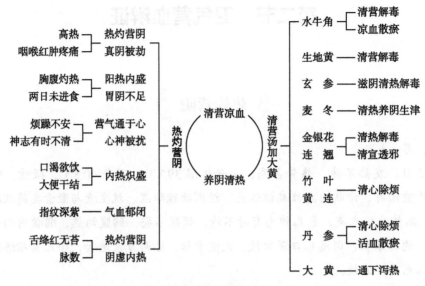

▲ 热灼营阴辨治导图

【原按】叶天士指出："其热传营，舌色必绛。绛，深红色也。……纯绛鲜泽者，包络受邪也"。章虚谷指出："心主营，营热故舌绛也。……纯绛鲜泽者，言无苔色，则胃无浊结，而邪已离卫入营，其热在心包也。"

6. 知识要点 气分证与营分证的鉴别。

热伤营血

盛某，男，4岁。

患麻疹5日，遍身现深紫色疹点，成块成片。患儿身热如火，且神志蒙昧。并见两眼红丝满布，眦出鲜血如流眼泪。舌质红绛而少苔，舌尖起刺，指纹深紫，脉数。

综析诸症，此为麻毒内陷，热伤营血之征。本证取犀角地黄汤主治。然麻疹必欲向外透达，最忌伏遏，因此佐以桑叶、菊花、连翘等辛凉透达之品，使邪无伏遏之弊。处方：犀角地黄汤加味。

生地黄20克，牡丹皮10克，赤芍10克，连翘10克，桑叶6克，菊花6克，炒栀子10克，犀角5克（研末服）。

服药2剂，目衄止，身热退，3剂疹消。嗣后以沙参麦冬汤收功。

（节选自《疑难病辨治回忆录：熊继柏临证医案实录2》）

1. 主　诉 麻疹5日。

2. 临床表现 遍身现深紫色疹点，成块成片，眦出鲜血，两眼红丝，身热如火，神志蒙昧，舌质红绛少苔，舌尖起刺，指纹深紫，脉数。

3. 证候名称 热伤营血。

4. 辨治导图

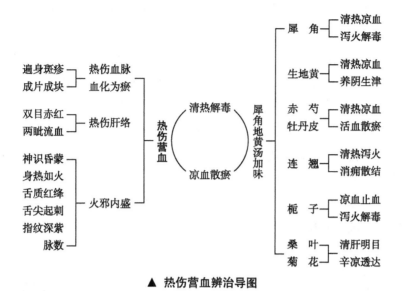

▲ 热伤营血辨治导图

5. 证候分析　患者火邪内盛，火邪煎熬血脉，血化为瘀，凝于体表，故见遍身斑疹隐隐，成块成片。肝开窍于目，热邪灼伤肝经，血溢于脉外，则目赤且两眦流血。心为神明之主，热邪伤及心营，则患者神识昏蒙。心开窍于舌，舌尖属心肺，热伤心营则舌质红绛，舌尖起刺；热邪伤津耗气，胃气不能上承则少苔。火为阳邪，则脉数；热可使小儿脉纹稍粗而增长，热入营血，煎熬血液成瘀，故纹色紫红者主内热。

【原按】盖目为肝之窍，热灼肝血则目赤目衄；心主神明，热伤心营，故舌绛神昏。麻毒内陷营血，变证百出，目衄仅是其中之一例。凡热灼营血，必从营血论治。叶天士云："入营犹可透热转气……入血就恐耗血动血，直须凉血散血。"

6. 知识要点　营分证与血分证的鉴别；小儿食指络脉的形色主病。

第三节　三焦辨证

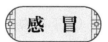

感　冒

梁某，女，43岁。

患者2天前因感冒，见壮热（体温40.2℃），恶寒，头痛且重，全身酸痛，肢体困倦，胸闷纳呆，大便调，小便黄，口干苦，稍汗出，舌红，苔黄腻，脉滑数。血常规：白细胞

$8.0×10^9$/L，中性粒细胞百分比64.2%。大、小便常规正常，胸部X线检查无异常。西医诊断：上呼吸道感染。中医诊断：感冒（风热夹湿，卫气同病）。治则：清气透卫，祛湿解毒。

处方：柴胡、黄芩各12克，石膏（先煎）40克，大青叶20克。

2剂，煎法同前，约隔4小时服1剂。望日热退至37.2℃，余症悉明显减轻，仅稍纳呆，按上方去石膏再服用1剂，热退至正常，症状消失而痊愈。

（节选自《中国百年百名中医临床家丛书：刘仕昌》[①]）

1. 主　　诉　壮热，恶寒，头重痛2天。

2. 临床表现　壮热（体温40.2℃），恶寒，头痛且重，全身酸痛，肢体困倦，胸闷纳呆，大便调，小便黄，口干苦，稍汗出，舌红苔黄腻，脉滑数。

3. 证候名称　风热夹湿，卫气同病。

4. 辨治导图

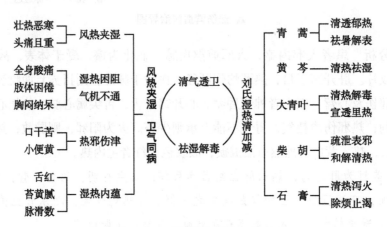

▲ 感冒辨治导图

5. 证候分析　本案为患者外感风热淫邪，加之地处岭南，炎热多湿所致。风热与正气在体表相搏，故发热恶寒。湿邪重着，蒙蔽清窍，故头痛且重。脾主肌肉与四肢，湿困脾，湿阻气机，气血不能调达，则全身酸痛，肢体困倦；脾失运化，则胸闷纳呆。湿热蕴结，少阳枢机不利，则口苦。热邪耗气伤津，故口干，小便黄。舌红苔黄腻，脉滑数，为湿热内蕴之象。

【原按】

验方刘氏湿热清，药物组成：青蒿（后下）、防风、秦艽、藿香各10克，连翘、黄芩、柴胡、苍耳子各12克，大青叶20克。

青蒿、黄芩为君，解表邪，清里热。青蒿，芳香辛凉解表，善解在表之暑热，清透少阳郁热；黄芩，清肺经邪热，除脾经湿热。柴胡，升散疏泄，助青蒿和黄芩，解表透邪，

① 钟嘉熙，林培政. 中国百年百名中医临床家丛书：刘仕昌［M］. 北京：中国中医药出版社，2001.

和解清热。藿香、连翘、大青叶，助青蒿轻清宣透，助黄芩清里热邪毒化湿。藿香，化湿和中，解散表邪；连翘，清热解毒，升浮宣散；大青叶，善清气分及血分邪热火毒；防风，辛温散风胜湿；秦艽，散风燥湿清热，治周身酸痛。苍耳子，祛风胜湿，通窍止痛，上通脑顶，下行足膝，外达皮肤，是良好的引经药。诸药解表清理并举，辛凉辛温并用，祛湿止痛兼顾，切中岭南热病兼湿的病机，故每获速效。

加减法：连续3天体温39℃以上者，加石膏（先煎）45克。咳嗽痰多，黄稠，加浙贝母12克，杏仁10克，鱼腥草30克；咽喉肿痛者，加板蓝根、岗梅根各20克，桔梗8克；小便黄短，头身困重者，加茵陈、滑石、薏苡仁各20克。

注意：岭南热病兼湿，治则以清热透邪为主。祛湿重在芳香轻清宣透，通达表里而不伤津耗气，且兼化湿醒脾和胃。淡渗利湿药，质重，多无疏风散热之性，不利风热湿邪外达，且行下焦伤阴津。苦寒清热燥湿药，因苦能化燥，常耗阴液，故宜慎用。

6. 知识要点 风、湿、暑淫证候的辨证要点。

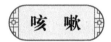

咳 嗽

罗某，女，64岁。

患者发热，恶寒，咳嗽5天。入院时体温39℃，恶寒，头身疼痛，咽痛，咳嗽痰黄稠难咯，胸闷欲呕，腹痛，口干，纳呆，大便秘结，小便短赤，舌质红、苔黄腻，脉滑数。血常规检查：白细胞10.1×10⁹/L，中性粒细胞百分比81%，淋巴粒细胞百分比19%。胸部X线检查示：左下肺炎，轻度肺气肿。证属肺热咳嗽，兼湿热困阻；治拟清热宣肺，化痰止咳，佐以行气化湿。方拟止嗽散加减。

处方：紫菀、百部、桔梗、黄芩、金银花、秦艽各12克，石膏（先煎）、薏苡仁各30克，青蒿（后下）、藿香、北杏仁各10克，大黄（后下）9克，甘草5克。4剂，每日上、下午各1剂。

6月17日二诊，热退，无恶寒，咳嗽痰少，胸痛，胃纳差，大便时溏，舌红，苔黄厚，脉弦滑。效不更法，处方：紫菀、百部、白前、桔梗、黄芩、枇杷叶、浙贝母各12克，鱼腥草、薏苡仁各20克，瓜蒌皮、天花粉各15克，枳壳10克。其后以止嗽散加减治疗，咳止，余恙亦除，病告痊愈。

（节选自《中国百年百名中医临床家丛书 刘仕昌》）

1. 主　诉 发热，恶寒，咳嗽5天。

2. 临床表现 发热（体温39℃），恶寒，头身疼痛，咳嗽，痰黄稠难咯，咽痛，口干，胸闷欲呕，腹痛，纳呆，大便秘结，小便短赤，舌质红，苔黄腻，脉滑数。

3. 证候名称 肺热咳嗽，湿热困阻。

4. 辨治导图

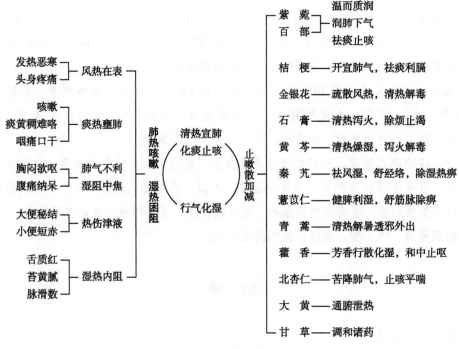

▲ 咳嗽辨治导图

5. 证候分析 本病为正值暑热季节，暑多挟湿，湿热邪盛，患者又外感风热淫邪所致。风热病邪从口鼻而入，先犯肺卫，叶天士云："肺位最高，邪必先犯"。邪在肺伤不解，迅速内传，壅遏肺气，而成肺热咳嗽。风热在表与正气相搏，则发热恶寒，头身疼痛。热邪壅遏肺气，则咳嗽痰黄稠难咯，咽痛，口干。痰浊阻滞肺气，湿热内阻中焦，则胸闷欲呕，腹痛，纳呆。火盛伤津，则大便秘结，小便短赤。舌质红，苔黄腻，脉滑数，为湿热内蕴之象。

【原按】止嗽散，出自清代程国彭的《医学心悟》，由紫菀、百部、白前、桔梗、荆芥、陈皮、甘草组成，温润和平，不寒不热，可以治疗新久、寒热咳嗽。本证用止嗽散去辛微温之荆芥、陈皮，意在使气分（肺热）之邪从卫表向外透解，再加清热宣肺、止咳化痰之品，直清肺热，则咳嗽自止。岭南地域，气温偏高，咳嗽多为感受风热之邪，而成肺热咳嗽，常见发热，咽痛，有汗，头痛，口渴，咳嗽痰黄或白稠，咽红，舌红，苔薄黄或黄腻，脉浮滑数等。常用止嗽散去荆芥、陈皮，加黄芩、浙贝母、瓜蒌皮、鱼腥草以清热宣肺止咳；兼有喘促，加葶苈子、枇杷叶以宣肺降气，止咳化痰；发热甚者，常加青蒿（后下）、石膏以清透邪热。

6. 知识要点 热邪壅肺证及脾胃湿热证的辨证要点。

第十章 门诊病案书写规范及其注意事项

【书写规范】

姓名:	性别:
年龄:	职业:
工作单位:	就诊时间:

一、问诊

1.主诉 患者自觉最痛苦的主要症状、体征及持续时间。

根据《中医病案规范·中医病案质量评价标准》,要求如下:

(1)规范正确,重点突出,简明扼要。

(2)反映疾病特征,并能导致第一诊断。

不规范,不简明,不能导致第一诊断,都扣分。

2.病史 主症发生时间、病情的发展变化、诊治经过,以及重要的既往史、个人史和过敏史等。

二、望闻切诊

记录中西医检查,包括以下内容:

1.体格检查 生命体征、中西医检查阳性体征及具有鉴别意义的阴性体征。如实记录四诊所得资料,特别要注意舌象、脉象。务必分清主次,有系统、有重点,避免主次不分,重复遗漏,不能写成流水账。

2.实验室检查 就诊时已获得的有关检查结果。

三、辨证分析

根据主症兼症、先病后病,综合研究,指出病因、病机、脏腑经络,辨别外感与内伤、病位、寒热虚实。做到掌握病和证,把疾病的全面问题和关键问题辨别清楚。

四、诊断

1.中医诊断 包括疾病诊断与证候诊断(病名后的括号内写证型)。

2.西医诊断 病名规范。

五、治法

根据主症、兼症,辨证的标本先后缓急而立法。

六、方药

理法方药一致。包括药物名称、剂型、剂量、用量、用法等。注意分量轻重、是否需先煎或后下,详细交代煎法和服法。

七、医嘱

内容清楚、准确,每项医嘱应当只包含一个内容,并注明下达时间,应具体到分钟,不得涂改;需要取消时,应当使用红色墨水标注"取消"字样并签名。

医师签全名:

年　　月　　日

注:此内容参照《中医诊断学》《中医病案规范》制定。

【注意事项】

请对比下列原医案与整理后医案的记录及其分析。

思考：记录医案和分析医案时，注意事项有哪些?

原医案：

李某某，女，24岁，农民。

1970年3月就诊：患者新产之后10余日（产后下血甚多），全身痉挛麻木，口唇抽搐，鼓颔（嗑牙），神志时清时昧，语言时清时乱，心悸不眠。医或以为痫病，或以为癫病，或以为破伤风病，治疗近1个月，其病仍然不愈。询其病症，自诉全身痉挛麻木，尤以口唇为甚，日发4～6次，且伴心悸、自汗。发则神志恍惚，甚或蒙昧不清；当其未发痉时，神志基本清晰；已发痉时，神志时而蒙昧，不昏倒，口中不吐痰涎白沫。患者痉挛之状在全身并不剧烈，在口唇则最明显，且无角弓反张及颈项强急之象。夜卧易惊，怔忡不宁；体倦，饮食不思，口淡无味。观患者面白无华，精神疲乏；舌质淡，苔薄白。当患者痉挛发作时，其上下嘴唇相互撞击，发出嘭嘭之声；时或鼓颔咬牙，亦戛然有声。切其脉细而无力。

整理后医案：

李某某，女，24岁，农民，1970年3月就诊。

患者新产之后10余日，产后下血甚多，全身痉挛麻木，口唇抽搐，鼓颔咬牙，神志时清时昧，语言时清时乱，心悸不眠。医以为痫病，或癫病，或破伤风病，治疗近1个月，其病仍然不愈。

询其病症，自诉未发痉时，神志清晰；发痉时，神志时蒙昧，全身痉挛麻木，尤以口唇为甚，不昏倒，口中不吐痰涎白沫，无角弓反张及颈项强急之象，日发4～6次，且伴心悸，怔忡不宁，夜卧易惊，体倦，精神疲乏，自汗，饮食不思，口淡无味，面白无华，舌质淡，苔薄白，脉细而无力。

要点：

1. 注意主次分明，主症次症，思路清晰。

2. 不能按照患者的述说写成流水账，患者说什么就写什么，要善于引导到主症上来，围绕主症问完，再问伴随症状。

3. 注意逻辑归纳，尽量一次说清楚，不要同一件事说几遍，混乱不清。

第十一章 中医诊断辨证要点

一、八纲辨证

（一）阴证

1.阴虚证 五心烦热，两颧潮红，头晕耳鸣，盗汗遗泄，骨蒸潮热，口干咽燥，形体消瘦，舌红少苔，脉虚细数。

2.亡阴证 汗热，质黏，四肢温热，烦躁口渴，面赤尿少，舌红干瘦，脉细数疾。

（二）阳证

1.阳虚证 畏寒肢冷，面色㿠白，口淡不渴，自汗，神疲倦怠乏力，小便清长，大便溏薄，舌淡胖苔白滑，脉沉迟。

2.亡阳证 汗凉，质稀，四肢厥冷，神情淡漠，气微面白，舌淡润，脉微欲绝。

（三）表证

1.表寒证 恶寒重，微发热，无汗，头身痛甚，苔薄白而润，脉浮紧。

2.表虚证 恶风，微发热，汗出，头痛，脉浮缓。

3.表热证 发热重，微恶寒，口渴咽痛，舌尖边稍红，苔薄白而干或苔薄微黄，脉浮数。

（四）里证

但寒不热或但热不寒，脏腑症状突出，舌象变化明显，沉脉或其他脉象。

（五）寒证

恶寒喜暖，面色淡白，不渴，四肢冷，蜷卧少动，痰白清稀量多，便溏，溲清长，舌淡苔白润滑，脉迟或紧。

（六）热证

恶热喜冷，渴喜冷饮，面色红赤，四肢热，烦躁多动，痰黄稠，便干结，溲短赤，舌红苔黄而干，脉数或滑。

（七）虚证

畏寒或低热，疼痛喜按，时发时止，萎靡不振，声低息微，便溏，溲清长，舌淡嫩少苔，脉象无力。

（八）实证

恶寒或壮热，剧痛拒按，持续，烦躁或神昏谵语，声高息粗，便秘，溲短赤，舌苍老苔厚腻，脉象有力。

二、病因辨证

（一）六淫辨证

1.风淫证候　恶风，汗出，脉浮缓。

2.寒淫证候　恶寒，局部冷痛喜暖，苔白滑。

3.暑淫证候　发热恶热，小便短黄，舌红苔黄少津。

（1）伤暑：耗气伤津，口渴，神疲，呕恶，舌绛干燥，脉虚或细。

（2）中暑：暑邪深入心肝两脏，扰神动风，猝然仆倒，神昏谵语，脉细濡数。

4.湿淫证候　头痛如裹，肢体困重，胸闷痞满，黏腻浑浊。

5.燥淫证候

（1）温燥：干咳痰少而黏，唇、舌、咽、鼻、皮肤干燥＋风热表证。

（2）凉燥：干咳痰少而黏，唇、舌、咽、鼻、皮肤干燥＋风寒表证。

6.火淫证候

（1）热盛：壮热，面红目赤，局部红肿热痛，舌红绛，苔黄燥或灰黑有芒刺。

（2）伤津：口渴，尿少便干。

（3）生风：烦躁狂乱。

（4）动血：各类出血、斑疹、疮疡。

（二）疫疠辨证

1.燥热疫　壮热，头痛如劈，四肢逆冷，两目昏瞀，骨节烦痛，腰痛如被杖，或吐衄发斑，或绞肠痛绝，舌绛苔焦或生芒刺，脉数。

2.湿热疫　初起憎寒发热，嗣后但寒不热，日晡益甚，头身疼痛，或猝然发黄，或神昏谵语，或四肢逆冷，舌红绛，苔白如积粉，脉濡数。

（三）七情辨证

1.怒伤　头目胀痛，烦躁失眠，或吐血衄血，或胁肋灼痛，甚至神昏暴厥。

2.喜伤　心神不宁，语无伦次，举止失常。

3.思伤　神情淡漠，心悸怔忡，食少腹胀，二便不畅。

4.悲伤　面色惨淡，神气不足，面色无华，或咳。

5.忧伤　情志抑郁，闷闷不乐，食欲不佳。

6. 恐伤 恐惧不安，腰膝酸软，滑精，早泄，或月经不调，滑胎。

7. 惊伤 胆怯，失眠，癫狂，情绪不宁，甚至神志错乱，语言举止失常。

（四）饮食劳伤辨证

1. 饮食所伤 脘膈痞满胀痛，嗳腐吞酸，纳呆食少，或腹痛泄泻，大便酸臭，矢气频繁，舌苔垢腻，脉滑数有力。

2. 劳逸所伤

（1）劳力过度：倦怠乏力，嗜卧懒言，食欲不振，脉缓大。

（2）劳神过度：头晕目眩，心悸健忘，胸闷嗳气，脘痞腹胀，食少纳呆。

（3）过逸：肢软乏力，动则气喘汗出眩晕，面白少华，舌淡，脉细无力。

3. 房室所伤 腰膝酸软，眩晕耳鸣，神疲健忘，心悸盗汗，骨蒸潮热，男子阳痿早泄、遗精滑精，女子月经不调、宫冷不孕。

（五）虫积辨证

脐腹时痛时止，腹部可触及时聚时散索状物，胃脘嘈杂，大便失调，吐虫便虫或嗜食异物，面色萎黄，形体消瘦，舌淡脉细弱。

（六）外伤辨证

出血，肿胀，疼痛，明显外伤史。

三、气血津液辨证

（一）气病辨证

1. 气虚证 少气懒言，神疲乏力，头晕目眩，自汗，活动时诸症加剧，舌淡苔白，脉虚无力。

2. 气陷证 内脏下垂＋气虚症状。

3. 气滞证 胀闷＋疼痛。

4. 气逆证

（1）肺气上逆：咳嗽，喘息。

（2）胃气上逆：呃逆，嗳气，恶心，呕吐。

（3）肝气升发太过：头痛，眩晕，昏厥，呕血。

（二）血病辨证

1. 血虚证 体表肌肤黏膜组织呈现淡白（面唇舌爪甲淡白）＋全身虚弱。

2. 血瘀证 痛如针刺，痛有定处，拒按，肿块，或肤下紫斑，脉涩（面唇舌爪甲紫黯）。

3. 血热证 出血＋热象。

4. 血寒证 手足局部疼痛，肤色紫黯＋阴寒内盛症状。

（三）气血同病辨证

1. 气滞血瘀证　病程较长＋肝脏经脉部位出现疼痛痞块。

2. 气虚血瘀证　气虚＋血瘀症状。

3. 气血两虚证　气虚＋血虚症状。

4. 气不摄血证　出血＋气虚症状。

5. 气随血脱证　大量出血＋随即出现气脱。

（四）津液辨证

1. 津液不足证　肌肤、口唇、舌咽干燥，尿少便干。

2. 水液停聚

（1）水肿

1）阳水：发病急来势猛，先见眼睑头面，上半身肿甚者。

2）阴水：发病缓来势缓，从足部开始，腰以下肿甚者。

（2）痰饮

1）痰证：舌苔白腻或黄腻，脉滑。

①痰阻于肺：咳喘，咯痰，胸闷。

②痰滞于胃：脘痞不舒，纳呆恶心，呕吐痰涎，头晕目眩。

③痰迷于心：神昏癫狂，喉中痰鸣。

④痰停经络：肢体麻木，半身不遂，瘰疬气瘿，痰核乳癖，喉中异物感。

2）饮证：

①饮停于肺：咳喘胸闷，痰白清稀量多，喉中痰鸣，喘息不能平卧，苔白滑，弦脉。

②饮停胃肠：脘痞腹胀，肠间漉漉水鸣声，泛吐清水，食欲减退，苔白滑，弦脉。

③饮停胸胁：胸胁胀闷疼痛，咳嗽气喘，牵引疼痛感，苔白滑，弦脉。

四、脏腑辨证

（一）心与小肠病辨证

1. 心气虚证　心悸怔忡，胸闷气短＋气虚症状。

2. 心阳虚证　心气虚＋虚寒症状。

3. 心阳暴脱证　心阳虚＋亡阳症状。

4. 心血虚证　心悸，失眠多梦＋血虚症状。

5. 心阴虚证　心烦，心悸，失眠＋阴虚症状。

6. 心火亢盛证　心烦失眠，或狂躁谵语，面赤，尿黄便干，舌红绛＋实火症状。

7. 心脉痹阻证　心悸或怔忡，胸部憋闷疼痛，痛引肩背内臂，时发时止。

（1）瘀血内阻：刺痛＋血瘀症状。

（2）痰浊停聚：憋闷疼痛＋痰证。

（3）阴寒凝滞：突发剧痛＋阴寒症状。

（4）气机郁滞：胀痛＋气滞症状。

8. 痰迷心窍证　神志不清，喉有痰声，舌苔白腻。

9. 痰火扰心证

（1）外感热病：高热，痰多，神志不清。

（2）内伤杂病：失眠，心烦或神志狂乱。

10. 小肠实热证　心烦口渴，口舌生疮，小便赤涩灼痛或尿血。

（二）肺与大肠病辨证

1. 肺气虚证　咳喘无力痰清稀，气少不足以息＋气虚症状。

2. 肺阴虚证　干咳，痰少而黏难咯＋阴虚症状。

3. 肺阳虚证　咳喘无力，痰白清稀量多＋阳虚症状。

4. 风寒束肺证　咳喘痰白稀＋恶寒发热（兼风寒表证，咳嗽较缓，病程较短）。

5. 寒邪客肺证　咳喘痰白稀＋形寒肢凉（兼寒证，咳嗽较剧，病程较长）。

6. 痰湿阻肺证　咳嗽痰多，质黏色白易咯＋脾气虚症状。

7. 风热犯肺证　咳嗽，痰黄稠＋风热表证。

8. 热邪壅肺证　咳喘，痰黄稠＋里热实证＋高热。

9. 燥邪犯肺证

（1）温燥：干咳痰少而黏，唇、舌、咽、鼻、皮肤干燥＋风热表证。

（2）凉燥：干咳痰少而黏，唇、舌，咽、鼻、皮肤干燥＋风寒表证。

10. 大肠湿热证　排便次数增多，下利黏冻或下黄色稀水＋湿热内阻症状。

11. 大肠液亏证　大便干燥难于排出＋津液不足症状。

12. 肠虚滑泻证　大便失禁＋阳虚症状。

（三）脾与胃病辨证

1. 脾气虚证　食少，腹胀，便溏＋气虚症状。

2. 脾阳虚证　食少，腹胀腹痛，便溏＋阳虚症状。

3. 脾虚下陷证　脘腹重坠，内脏下垂＋脾气虚症状。

4. 脾不统血证　各类出血＋脾气虚症状。

5. 脾阴虚证　腹胀，纳呆，便结＋阴虚症状。

6. 寒湿困脾证　脘腹痞胀，头身困重，食少便溏＋寒湿中焦症状。

7. 湿热蕴脾证　脘腹痞闷，纳呆，呕恶＋湿热内蕴症状。

8. 胃阴虚证　胃脘隐痛，饥不欲食＋阴虚症状。

9. 食滞胃脘证　胃脘胀闷疼痛，嗳腐吐酸。

10. 胃寒证　胃脘冷痛＋实寒症状。

11. 胃热证　胃脘灼痛，吞酸嘈杂，消谷善饥＋实热症状。

（四）肝与胆病辨证

1. 肝气郁结证　情志抑郁易怒＋肝经部位胀闷窜痛。

2. 肝火上炎证　肝脉循行部位的头、目、耳、胁表现的实火炽盛症状。

3. 肝血虚证　筋脉、爪甲、两目血虚失养＋血虚症状。

4. 肝阴虚证　目涩，胁肋灼痛，手足蠕动＋阴虚症状。

5. 肝阳虚证　情志抑郁，胁肋胀闷隐痛＋阳虚症状。

6. 肝阳上亢证　眩晕耳鸣，头目胀痛，头重足飘＋肝肾阴虚症状。

7. 肝风内动证

（1）肝阳化风证：眩晕欲仆，语言謇涩，手足麻木，猝然昏倒、不省人事，口眼歪斜＋肝阳上亢症状。

（2）热极生风证：高热神昏，手足抽搐＋实热症状。

（3）阴虚动风证：眩晕，手足震颤、蠕动＋阴虚症状。

（4）血虚生风证：眩晕，手足震颤，肢体麻木，肌肉瞤动＋血虚症状。

8. 寒滞肝脉证　少腹牵引睾丸坠胀冷痛等肝经症状＋实寒症状。

9. 肝胆湿热证　胁肋胀痛灼热，纳呆，尿黄，舌红苔黄腻＋湿热症状。

10. 胆郁痰扰证　失眠，惊悸，或眩晕，耳鸣，舌苔黄腻。

（五）肾与膀胱病辨证

1. 肾阳虚证　腰膝酸软而痛，或大便久泻不止，完谷不化，五更泄泻，或浮肿，按之凹陷不起，或阳痿，妇女宫寒不孕，或心悸咳喘，全身肿胀＋阳虚症状。

2. 肾阴虚证　腰膝酸痛，眩晕耳鸣，遗精，女子经少＋阴虚症状。

3. 肾精不足证　舌淡，脉细弱。

（1）小儿生长发育迟缓：囟门迟闭，智力低下，身材矮小，动作迟钝，骨骼痿软。

（2）生殖功能减退：男子精少不育，女子经少或经闭不孕。

（3）成人早衰：腰膝酸软，齿脱发摇，耳鸣耳聋，健忘痴呆，足痿无力。

4. 肾气不固证　腰膝酸软，小便、精关、经带、胎气不固＋肾气虚症状。

5. 肾不纳气证　久病咳喘，呼多吸少，气不得续，动则益甚＋肾气虚症状。

6. 膀胱湿热证　尿频，尿急，尿痛，尿黄＋湿热症状。

（六）脏腑兼证

1. 心肾不交证

（1）心火旺＋肾阴虚：心烦不寐，心悸不安＋头晕耳鸣，健忘，腰酸，梦遗，五心烦热，咽干口燥，舌红，脉细数。

（2）心火旺＋肾阳虚：心烦不寐，心悸不安＋腰部下肢酸困、发冷。

2. 心脾两虚证 心悸失眠＋面色萎黄，神疲食少，腹胀便溏，慢性出血。

3. 心肝血虚证 心悸健忘，目筋爪甲失养＋血虚症状。

4. 心肾阳虚证 心悸怔忡，肢体浮肿＋虚寒症状。

5. 心肺气虚证 心悸，咳喘＋气虚。

6. 脾肺气虚证 咳喘，纳少，腹胀便溏＋气虚症状。

7. 脾肾阳虚证 腰膝冷痛，久泻久痢，浮肿＋虚寒症状。

8. 肺肾阴虚证 久咳痰血，腰膝酸软＋阴虚症状。

9. 肝肾阴虚证 胁痛，腰膝酸软，耳鸣＋阴虚症状。

10. 肝脾不调证 胸胁胀闷窜痛＋纳呆，腹胀，便溏。

11. 肝胃不和证 肝失疏泄，胃失和降。

（1）肝郁化火犯胃：脘胁胀痛，嗳气，吞酸。

（2）寒邪内犯肝胃：巅顶痛，吐涎沫，形寒肢冷。

12. 肝火犯肺证 胸胁灼痛，急躁易怒，目赤口苦，咳嗽。

五、其他辨证

（一）六经辨证

1. 太阳病证

（1）太阳经证

1）太阳中风证：外感风寒，营卫不和。发热恶风，自汗，脉浮缓。

2）太阳伤寒证：寒邪侵袭，卫阳被遏。发热恶寒，无汗而喘，脉浮紧。

（2）太阳腑证

1）太阳蓄水证：病邪循经入腑，膀胱气化失司。小便不利，小腹胀满。

2）太阳蓄血证：邪热与瘀血结于少腹。少腹急结，神志错乱如狂，小便自利。

2. 阳明病证

（1）阳明经证（胃经实热）：大热，大汗，大渴，脉洪大。

（2）阳明腑证（大肠实热）：潮热，汗出，腹满疼痛，大便秘结，苔黄燥，脉沉实（特点：痞、满、燥、实）。

3. 少阳病证 邪在少阳半表半里。口苦、咽干、目眩、寒热往来，胸胁苦满，默默不欲饮食，心烦喜呕，脉弦。

4. 太阴病证 脾阳虚衰，寒湿内停。腹满时痛时减，自利，口不渴等虚寒证。

5. 少阴病证

（1）少阴寒化证：心肾阳虚，阴寒内生。无热恶寒，下利清谷，四肢厥冷，呕不能食，小便清长，舌淡苔白，脉微细。

（2）少阴热化证：肾水亏虚，心火上亢。心烦不得卧，口燥咽干，舌尖红，或舌绛少苔，脉细数。

6. 厥阴病证　阴阳对峙，寒热交错。消渴，气上冲心，心中疼热，饥不欲食，食则吐蛔。

（二）卫气营血辨证

1. 卫分证　温热病初期，邪犯肤表。发热，微恶风寒，常伴头痛，咳嗽，口干，微渴，咽喉痛，舌边尖红，脉浮数。

2. 气分证　温热病邪，内入脏腑。发热恶热，舌红苔黄，脉数，伴心烦、口渴、尿赤。

（1）热壅于肺：咳喘，胸痛，咯黄稠痰。

（2）热扰胸膈：心烦懊恼，坐卧不安。

（3）热在肺胃：自汗，喘急，烦闷，渴甚，脉数，苔黄燥。

（4）热在大肠：胸痞，烦渴，下利，谵语（热结旁流）。

3. 营分证　邪热内陷，劫伤营阴。身热夜甚，口不甚渴或不渴，心烦不寐，甚或神昏谵语，斑疹隐隐，舌质红绛无苔，脉细数。

4. 血分证　病邪深入血分，耗血，动血，阴伤，动风。身热夜甚，躁扰不宁，甚或昏狂，斑疹显露，色紫黑，吐血，衄血，便血，尿血；或见抽搐，角弓反张，或手足蠕动，舌深绛或绛紫，脉细数。

（1）血分实热：病变多偏重心、肝经。

（2）血分虚热：病变多偏重肾、肝经。

（三）三焦辨证

1. 上焦病证（肺、心包经）

（1）温病初起，邪犯上焦：微恶风寒，身热自汗，咳，午后热甚，脉浮数或两寸独大。

（2）肺卫之邪，逆传心包：舌蹇肢厥，神昏谵语，舌红绛。

2. 中焦病证（胃、脾经）

（1）阳明燥热，里热炽盛

1）经热证：壮热，口渴，汗大出，脉洪大。

2）腑实证：日晡潮热，腹胀满硬痛，便秘，脉沉实。

（2）太阴湿热

1）湿热薰蒸：身热不扬，汗出不解，苔黄腻，脉濡数。

2）湿阻气机：脘腹痞闷，肢体困重，泛恶欲吐，大便溏泄。

3. 下焦病证（肾、肝经）

（1）肾阴耗损，虚热内扰。身热面赤（颧红），手足心热甚于手背，口干舌燥，神倦，耳聋，脉虚。

（2）虚风内动。手足蠕动，时发抽搐；或心悸怔忡，甚则时时欲脱。

注：以上内容参照《中医诊断学》《中西医结合诊断学》《中医内科学》整理

参考书目

［1］邓铁涛，陈群，郭振球. 中医诊断学［M］. 2版. 上海：上海科学技术出版社，2000.

［2］陈群，潘毅，冯维斌，等. 中西医结合诊断学［M］. 北京：科学出版社，2003.

［3］陈明，刘燕华，李方. 刘渡舟验案精选［M］. 北京：学苑出版社，1996.

［4］彭建中，杨连柱，赵绍琴. 赵绍琴临证验案精选［M］. 北京：学苑出版社，1996.

［5］段治钧，冯世纶，廖立行. 胡希恕医论医案集粹［M］. 上海：上海科学技术出版社，2018.

［6］熊继柏学术思想与临证经验研究小组. 疑难病辨治回忆录：熊继柏临证医案实录2［M］. 北京：中国中医药出版社，2011.

［7］鲁兆麟，严寄澜，王新佩. 中国古今医案类编［M］. 北京：中国建材工业出版社，2001.

［8］董建华，王永炎，杜怀堂，等. 中国现代名中医医案精粹［M］. 北京：人民卫生出版社，2010.

［9］钟嘉熙，林培政. 中国现代百名中医临床家丛书：刘仕昌［M］. 北京：中国中医药出版社，2007.

［10］中国中医研究院. 蒲辅周医案［M］. 北京：人民卫生出版社，2005.

［11］国家中医药管理局. 中医病案规范［S］. 北京：中国中医药出版社，2000.

［12］薛博瑜，吴伟. 中医内科学［M］. 北京：人民卫生出版社，2020.

［13］史宇广，单书健. 当代名医临证精华：肝炎肝硬化专辑［M］. 北京：中医古籍出版社，1988.

［14］李灿东. 中医误诊学［M］. 福州：福建科学技术出版社，2003.

［15］赵国仁. 中医临床验案四百例传心录［M］. 北京：人民卫生出版社，2012.

［16］张笑平. 中医失误百例分析［M］. 合肥：安徽科学技术出版社，1991.

［17］熊寥笙. 熊寥笙历代伤寒名案新注［M］. 北京：中国中医药出版社，2016.

［18］张忠德，邹旭. 新型冠状病毒肺炎中医医案精选［M］. 北京：人民卫生出版社，2020.

［19］范学文，周鸿飞. 范中林六经辨证医案［M］. 北京：学苑出版社，2008.

［20］柯雪帆. 疑难病证思辨录［M］. 北京：人民卫生出版社，2012.

附录 案例练习

案例练习与《中医诊断学》教材同步，包括四诊和辨证，四诊包括望诊、闻诊、问诊和切诊；辨证包括八纲辨证、病因辨证、气血津液辨证、脏腑辨证和其他辨证。

对于每个案例，须写出以下内容：

1. 主诉。

2. 证候名称。按照八纲辨证、病因辨证、气血津液辨证、脏腑辨证和其他辨证等辨证方法，写出证候名称。如有复杂情况，可以根据病因病机拟定。

3. 辨证治疗思维导图。将病因、病机、证候和治疗等各个环节通过思维导图进行逻辑梳理，明确每一步的推理过程。

4. 证候分析。①分析病因、病位和病性。②掌握脏腑经络和气血津液的生理功能，结合患者的主症、次症和病因病机等，进行逻辑推理分析，得出辨证结果。

【习题】

一、望诊

【案例一】

史某某，男，22岁。患癫痫病，每月发作两次。发作时人事不知，手足抽搐，头痛目赤，喉中痰鸣。视其舌质红绛，苔黄，切其脉沉弦滑数。

【案例二】

陈某某，男，38岁。3年前，因急性肝炎迭用苦寒之药，损伤肝脾之阳气。黄疸虽退，但腹痛、胁满以及胀闷之症则有增无减。肝功能检查示：谷丙转氨酶（GPT）250 IU/L。近日来，头晕而痛，动则更甚，伴有精神抑郁不舒，腰膝酸软无力，心悸气短，四肢不温，懒于言语。脉来弦细，舌质暗淡，舌苔薄黄。

二、闻诊

【案例一】

张某某，男，18岁。患喘证颇剧，已有五六日之久，询其病因，与同学游北海公园失足落水，经救上岸则一身衣服尽湿，乃晒衣挂于树上，时值深秋，金风送冷，因而感寒。请医诊治，曾用发汗之药，外感虽解，而变为喘息，撷肚耸肩，病情为剧。其父请中医高手服生石膏、杏仁、鲜枇杷叶、甜葶苈子等清肺利气平喘之药不效。经人介绍，专请刘老诊治。汗出，切其脉滑数，舌苔薄黄。

【案例二】

刘某某，女，34岁。自诉：头晕，胸闷，善太息，心烦，咳嗽，短气，情怀抑郁，默默寡欢。舌淡红，苔白腻，脉弦滑。

三、问诊

【案例一】

陈某某，女，47岁。因其父卒然病逝，悲恸不能自拔，渐觉胸中满闷，时发太息，饮食不化，时有吞酸，腹中胀满，矢气则减。头目眩晕，神情恍惚。观其表情默默，舌苔薄白，六脉皆沉。

【案例二】

李某某，男，56岁。患乙型肝炎1年，近日自觉口渴喜饮，小便色白频数量多。尿愈多而渴愈甚，大有饮一溲一之势，腰膝酸软，手足心热，畏寒怕冷，大便干燥，2日一行。经检查血糖11.66mmol/L，尿糖（+++）。舌红，脉沉细无力。

四、切诊

【案例一】

李某某，男，35岁。患慢性迁延性肝病，服药200余剂，效果不显。观其所服之方，不外疏肝理气而已。其人两胁闷痛，脘腹胀满，呃逆时作，格格有声，饮食衰少，体力日渐虚衰，夜晚则口干咽燥，手足心热，诊其脉左弦而右滑，视其舌光红如锦而无苔。

【案例二】

陆某某，男，42岁。形体肥胖，患有冠心病心肌梗死而住院，抢治两月有余，未见功效。现症：心胸疼痛，心悸气短，多在夜晚发作。每当发作之时，自觉有气上冲咽喉，顿感气息窒塞，有时憋气而周身出冷汗，有死亡来临之感。颈旁之血脉又随气上冲，心悸而胀痛不休。视其舌水滑欲滴，切其脉沉弦，偶见结象。

五、八纲辨证

【案例一】

谢某某，女，38岁。产后下血不止，继而四肢厥逆，头上凉汗出，面如白纸，心神恍惚，目眈眈之无所见，脉细如丝，唇舌色淡。

【案例二】

张聿青医案：治一人，灼热旬余，咽痛如裂，舌红起刺且卷，口干不思汤饮，汗虽畅，表热犹壮。脉沉细，两尺空豁，烦躁面赤，肢冷囊缩。

六、病因辨证

【案例一】

张某，男，31岁。主诉及病史：入秋以来，燥气凌之，稍有寒热。诊察：咳嗽频频，痰中带血。脉象弦细，舌苔中黄边白。

【案例二】

王某，男，48岁。主诉及病史：头巅胀痛，恶寒咳嗽，咯痰稀薄。诊察：鼻塞咽干，脉象浮弦，舌苔薄白。

七、气血津液辨证

【案例一】

陶某，男，1970年诊。因患胃痛去某院诊治，一年轻医生在其病历上写下"肝癌待查"的意见，陶见后，当即瘫倒，两腿痿软无力，不能行走，用车接回家后，其脘胁疼痛加剧，不进饮食，心悸自汗，四肢颤抖，大小便频数，如此一周未起。余诊之，询其素无肝病史，扣其胁脘部并无肿块，且见嗳气频作，舌苔薄，脉弦细。

【案例二】

杨某某，女，70岁。患者于两月前因冠心病大面积心肌梗死入某医院抢救。出院后，因气候突变，寒流袭来，又感胸部闷胀，气短，心前区隐隐作痛，两胁亦持痛不休，左手臂胀麻，伴有咳吐白黏痰，腹胀，大便干燥等症。患者精神紧张，夜寐易发惊悸。视其舌苔白腻，脉来沉弦而滑。

八、脏腑辨证

【案例一】

盛某某，男，65岁。患者有冠心病史。每遇入冬，天气严寒之时，出现心动过缓，不满40次，心悸不安，胸中憋闷，后背恶寒。视其舌淡嫩、苔白，切其脉沉迟无力。

【案例二】

姜某某，男，36岁。右胁痛有半年之久，近1个月加重，疼痛如针刺，连及右侧肩背，身有微热，小便深黄，大便溏。B超检查提示：肝胆管泥沙样结石。舌苔白腻，脉弦。

九、其他辨证

【案例一】

唐某，女，55 岁。半年多来四肢颜面肿胀，关节酸痛，肌肉酸胀，午间轻，晨暮重，得汗后则舒，过后复如故，一直在当地治疗，无好转，肝、肾功能及生化代谢检查均未见异常。诊见：上症仍存，伴口干不欲饮，纳差，大便黏滞不爽，小便无特殊，双下肢轻度压陷，舌质红，苔厚腻微黄，脉沉缓。

【案例二】

曾某，男，26 岁。1989 年 8 月 22 日初诊。患者于 8 月上旬因饮食不慎起病，初时高热恶寒，体温 39.5℃，头晕头痛，呕吐，泄泻，日 2～3 次，经治疗发热不退，恶寒减轻，但极度疲乏，咳嗽，纳呆，腹中隐痛，大便结，小便短赤，口干苦。遂请刘老会诊，诊时症见：面色赤垢，神情淡漠，尺肤灼热，舌红、苔黄浊，脉滑数。肥达试验："H" 1∶640，"O" 1∶320，"甲" 1∶80，"乙" 1∶80，"丙" 1∶80。

【参考答案】

一、望诊

【案例一】

痫证（癫痫）

史某某，男，22 岁。

患癫痫病，每月发作两次。发作时人事不知，手足抽搐，头痛目赤，喉中痰鸣。视其舌质红绛，苔黄，切其脉沉弦滑数。辨为肝火风动，动痰，上扰心宫，发为癫痫。脉弦主肝病，滑数为痰热，而舌苔色黄故知其然也。法当凉肝熄风，兼化痰热。

处方：桑叶 10 克，菊花 10 克，牡丹皮 10 克，白芍 30 克，钩藤 10 克，夏枯草 10 克，栀子 10 克，龙胆草 10 克，生地黄 10 克，生石决明 30 克，甘草 6 克，竹茹 12 克，黛蛤散 10 克，玄参 12 克。

服药后颓然倒卧，鼾声大作，沉睡两日，其病竟瘥。

（节选自《刘渡舟验案精选》）

1.主　　诉　癫痫反复发作，每月 2 次。

2.临床表现　发作性癫痫，发作时人事不知，手足抽搐，头痛目赤，喉中痰鸣。舌质红绛，苔黄，脉沉弦滑数。

3. 证候名称 肝火动风，痰热扰心证。

4. 辨治导图

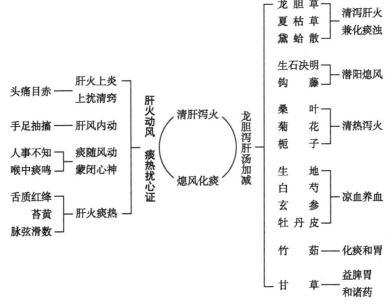

▲ 痫证（肝火动风，痰热扰心）辨治导图

5. 证候分析 本证因肝脏火热为患，肝火偏旺，火动生风，煎熬津液，结而为痰，风动痰升，火扰心，痰闭窍，痰火随气上冲于脑，则手足抽搐，人事不知，喉中痰鸣。肝火上炎，肝经热盛，上扰清窍，故头痛目赤。舌质红绛、苔黄为肝火动风，动痰之象；脉弦主肝病，滑数为痰热。

患者癫痫发作，每月两次，每次发作症状相似，醒后无明显后遗症，这与中风、厥证、痉证不同。

痫证：昏迷时四肢抽搐，多吐涎沫，或发出异常叫声，醒后一如常人。

中风：昏迷时可见口眼歪斜，半身不遂，清醒后多有后遗症。

厥证：昏迷时多见面色苍白，四肢厥冷，无口眼歪斜、手足偏废、四肢抽搐等症。

痉证：项背强直，四肢抽搐，甚至角弓反张，或见昏迷，但无口眼歪斜及半身不遂。

6. 知识要点 痫证与中风、厥证、痉证的鉴别；肝风内动证的临床常见类型。

【案例二】

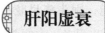

肝阳虚衰

陈某某，男，38 岁。

3 年前，因急性肝炎迭用苦寒之药，损伤肝脾之阳气。黄疸虽退，但腹痛、胁满以及胀闷之症则有增无减。肝功能检查示：谷丙转氨酶（GPT）250 IU/L。近日来，头晕而痛，动则更甚，伴有精神抑郁不舒，腰膝酸软无力，心悸气短，四肢不温，懒于言语。脉来弦细，舌质暗淡，舌苔薄黄。刘老语诸生曰：此证乃肝阳虚衰，疏泄不力，导致气血失和，脾肾两虚。治当温养肝气，疏肝通阳，兼扶脾肾之虚。

方用：桂枝 14 克，当归 12 克，白芍 12 克，黄芪 30 克，淡吴茱萸 3 克，生姜 6 克，枳壳 12 克，川厚朴 12 克，淫羊藿 12 克，菟丝子 15 克。

此方服至 10 剂，心悸气短、腰腿酸软等症明显好转。上方又加党参、白术等健脾之品，前后服百余剂，体力恢复，查 GPT 降至正常范围，周身无有不适，病愈。

（节选自《刘渡舟验案精选》）

1. 主　　诉　腹痛，胁满胀闷。

2. 临床表现　腹痛，胁满胀闷。头晕而痛，动则更甚，伴有精神抑郁不舒，腰膝酸软无力，心悸气短，四肢不温，懒于言语。舌质暗淡，舌苔薄黄，脉弦细。

3. 证候名称　肝阳虚衰证。

4. 辨治导图

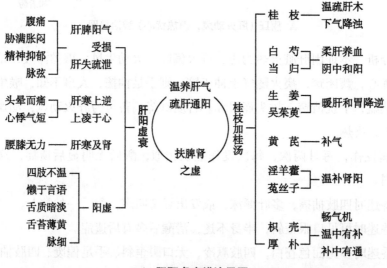

▲ 肝阳虚衰辨治导图

5. 证候分析　本证为患者三年前急性肝炎迭用苦寒之药，损伤肝脾之阳气所致。肝脾之阳气受损，则腹痛，胁满胀闷。肝阳虚，可出现两种病理变化：一是肝气失温而疏泄不及，气郁不伸，则精神抑郁不舒，胸胁满胀闷，脉弦细；二是阳虚不温，则寒浊内生，继之上逆横犯，变化多端。如肝寒上逆，则头痛目眩；上凌于心（木生火，肝阳虚致心阳虚），则胸满，心悸；横犯脾胃，则呕吐清水，大便溏泄；乱于经脉，则小腹冷痛，阴囊湿冷。因肝内寄相火，寓一阳生之气，肝肾同源，而肾中真阳亦与肝关系密切，肝气不足，则机体生化之功能减弱，犹晨曦无光，必然寒气四起，肝虚及肾，腰为肾之府，膝为筋之府，则腰膝酸软无力。气短，懒于言语，四肢不温，为阳虚之象。此案例应注意舌质与舌苔反映性质不一致，需四诊合参，综合评判（详见第一章望诊中望面色黄疸证候分析）。

6. 知识要点 肝阳虚证的辨证要点。

二、闻诊

【案例一】

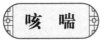

咳 喘

张某某，男，18岁。

患喘证颇剧，已有五六日之久，询其病因，与同学游北海公园失足落水，经救上岸则一身衣服尽湿，乃晒衣挂于树上，时值深秋，金风送冷，因而感寒。请医诊治，曾用发汗之药，外感虽解，而变为喘息，撷肚耸肩，病情为剧。其父请中医高手服生石膏、杏仁、鲜枇杷叶、甜葶苈子等清肺利气平喘之药不效。经人介绍，专请刘老诊治。汗出，切其脉滑数，舌苔薄黄。刘老曰：肺热作喘，用生石膏清热凉肺，本为正治之法，然不用麻黄之治喘以解肺系之急，则石膏弗所能止。

乃于原方加麻黄4克，服1剂喘减，又服1剂而愈。

（节选自《刘渡舟验案精选》）

1. 主　诉 喘证5～6日。
2. 临床表现 喘息，撷肚耸肩，汗出，脉滑数，舌苔薄黄。
3. 证候名称 热邪壅肺证。
4. 辨治导图

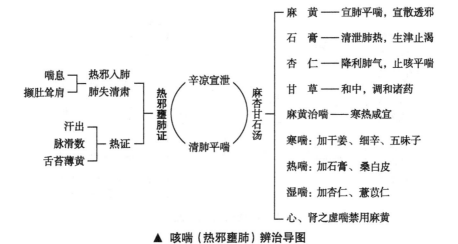

▲ 咳喘（热邪壅肺）辨治导图

5. 证候分析　患者因风寒表邪化热，热邪壅遏于肺而发病。本病病机是肺热作喘，肺金被热所伤，热邪内塞于肺，肺失清肃。肺合于卫而主皮毛，肺热蒸腾，逼迫津液外泄，则汗出；邪热使肺之宣降失司则喘息，撷肚耸肩；脉滑数，为痰热，舌苔薄黄为热证。尤在泾指出："发汗后，汗出而喘，无大热者，其邪不在肌腠，而入肺中，缘邪气外闭之时，胸中已有蕴热，发汗之后，其邪不从汗而出之表者，必从内而并于肺耳。"风寒在表，发汗可解，但当外邪闭郁，肺有蕴热之时，若用辛温发汗，则使肺热更重。

6. 知识要点　热邪壅肺与风热犯肺的鉴别。

【案例二】

肝郁挟痰

刘某某，女，34岁。

自诉：头晕，胸闷，善太息，心烦，咳嗽，短气，情怀抑郁，默默寡欢。舌淡红，苔白腻，脉弦滑。弦脉主肝，滑脉主痰，此乃气郁挟痰之象，治当理气以化痰：

柴胡10克，香附10克，青皮10克，白术12克，天麻10克，半夏12克，茯苓15克，陈皮10克，炙甘草6克，全瓜蒌9克，杏仁6克。

服药3剂，心胸开朗，继服12剂，病告痊愈。

（节选自《刘渡舟验案精选》）

1. 主　诉　头晕，胸闷，善太息。

2. 临床表现　头晕，胸闷，善太息，心烦，咳嗽，短气，情怀抑郁，默默寡欢。舌淡红，苔白腻，脉弦滑。

3. 证候名称　肝郁挟痰。

4. 辨治导图

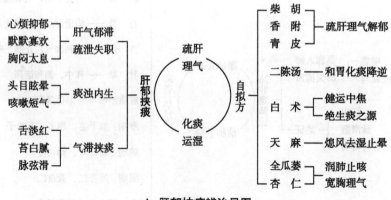

▲ 肝郁挟痰辨治导图

5.证候分析 本案以肝气郁结挟痰邪内阻为患。肝气郁滞，疏泄失职，则心烦，抑郁，默默寡欢，胸闷，太息。肝郁气滞，气不行津，痰浊内生，上蒙清阳，则头目眩晕。痰浊阻肺，肺失宣降，则咳嗽，短气。舌淡红，苔白腻，脉弦滑，为肝郁挟痰之象。

【原按】本案痰气交郁，气结痰凝，治当着重疏肝理气佐以化痰运湿，肝郁得疏，气机条达，一身津液流畅，则湿自化而痰自消。正如庞安常所说："人身无倒上之痰，天下无逆流之水。故善治痰者，不治痰而治气，气顺则一身之津液亦随气而顺矣。"

6.知识要点 肝气郁结证和痰证的辨证要点。

三、问诊

【案例一】

肝气郁结

陈某某，女，47岁。

因其父卒然病逝，悲恸不能自拔，渐觉胸中满闷，时发太息，饮食不化，时有吞酸，腹中胀满，矢气则减。头目眩晕，神情恍惚。观其表情默默，舌苔薄白，六脉皆沉。

辨为情志不舒，肝胆气郁，枢机不利所致，刘老用小柴胡汤与越鞠丸接轨之法，调气解郁，疏利肝胆。

柴胡16克，黄芩10克，半夏14克，党参6克，炙甘草6克，生姜10克，大枣12枚，川芎10克，香附10克，栀子10克，苍术6克，神曲10克。

服药6剂，心胸畅快，胃和能食，诸症若失，继用加味逍遥散疏肝理脾，调和气血而愈。

（节选自《刘渡舟验案精选》）

1.主　诉 胸中满闷，时发太息。

2.临床表现 胸中满闷，时发太息，饮食不化，时有吞酸，腹中胀满，矢气则减，头目眩晕，神情恍惚，表情默默，舌苔薄白，六脉皆沉。

3.证候名称 肝气郁结证。

4.辨治导图 见下页。

5.证候分析 患者因其父卒然病逝悲恸不能自拔，情志抑郁导致肝气郁结、肝失疏泄而发病。肝郁气滞，经气不利，则胸中满闷，时发太息，腹中胀满，矢气则减，表情默默；肝气犯胃，胃气上逆，则饮食不化，时有吞酸；气郁化火，上扰清阳，则头目眩晕，神情恍惚。舌苔薄白，六脉皆沉，为里证。诸症之本在于气机郁滞。

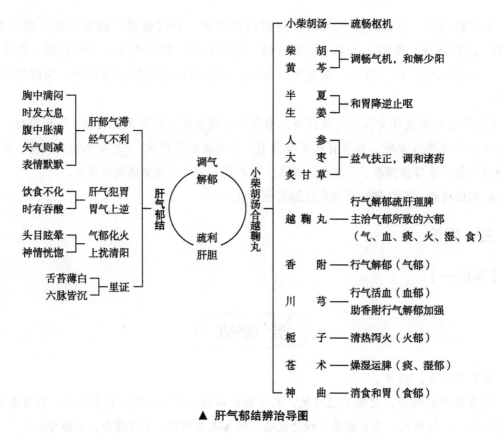

▲ 肝气郁结辨治导图

【原按】气郁为众病之源，如化火、生湿、动痰等证不一而足，故治疗当疏肝为先，刘老将经方小柴胡汤与时方越鞠丸古今接轨，使其功用互助，相得益彰，俾气机一开，则肝胆出入，脾胃升降，一身之气血周流，邪气不得积聚，从而阴阳调和而病愈。胁肋疼痛者，加川楝子、延胡；烦满者，加栀子、淡豆豉；失眠者，加酸枣仁、合欢皮；腹胀甚者，加厚朴、枳壳。

6. 知识要点　肝气郁结证的辨证要点。

【案例二】

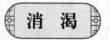

李某某，男，56岁。

患乙型肝炎1年，近日自觉口渴喜饮，小便色白频数量多。尿愈多而渴愈甚，大有饮一溲一之势，腰膝酸软，手足心热，畏寒怕冷，大便干燥，2日一行。经检查血糖11.66mmol/L，尿糖（+++）。舌红，脉沉细无力。辨为消渴病之下消证，为肾中阴阳两虚，气化无权津液不化之征。治以补肾温阳化气为法。

附子4克，桂枝4克，熟地黄30克，山萸肉15克，山药15克，牡丹皮10克，茯苓

10 克，泽泻 10 克，党参 10 克。

医嘱：控制饮食及糖类食品。

服药 7 剂，小便次数明显减少，照原方加减又进 30 余剂，则渴止，小便正常，诸症随之而愈。查血糖 100mg/dL，尿糖 (-)，转方调治肝病。

（节选自《刘渡舟验案精选》）

1. 主　诉　近日口渴喜饮，小便色白频数量多。

2. 临床表现　口渴喜饮，小便色白频数量多。尿愈多而渴愈甚，腰膝酸软，手足心热，畏寒怕冷，大便干燥，2 日一行。舌红，脉沉细无力。

3. 证候名称　肾阴阳两虚证。

4. 辨治导图

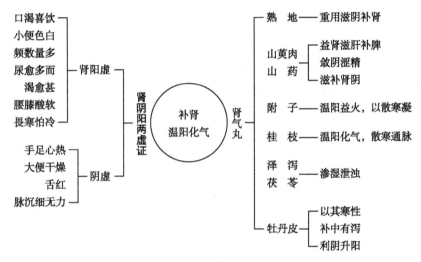

▲ 消渴辨治导图

5. 证候分析　本案患者患肝炎一年，继而并发消渴。消渴，本为阴虚，病久，则阴虚及阳。肾阳虚，不能蒸津液上腾，则口渴喜饮；不能行气化以摄津液，则小便色白频数量多，尿愈多而渴愈甚，饮一溲一（饮一升，小便亦一升）。肾阳不足，则畏寒怕冷，腰膝酸软；肾阴亏损，则手足心热，大便干燥，舌红，脉沉细无力。

【原按】肾寓元阴、元阳，为水火之宅，阴阳相互维系，依存互根。《景岳全书·三消干渴》说："阳不化气则水精不布，水不得火则有降无升，所以直入膀胱而饮一溲二，以致泉源不滋，天壤枯涸者，是皆真阳不足，火亏于下之消证也"。说明消渴与阳虚不能蒸腾津液亦甚为密切。治疗当于水中温阳，以蒸津化气为本。《金匮要略》指出："男子消渴，小便反多，以饮一斗，小便一斗，肾气丸主之。"本方在熟地、山萸肉、山药等滋补肾阴的基础上加上桂枝、附子温养之品，意在微微温补少火以生肾气，其配伍方法属"阴中求阳"之义。正如张景岳说："善补阳者，必于阴中求阳，则阳得阴助，而生化无穷"。待阳生阴盈，肾气充盛，则蒸化封藏之功自复，故口渴、溲频之症随之而愈。

6.知识要点   肾阴虚及肾阳虚的辨证要点及其鉴别。

四、切诊

【案例一】

弦滑脉（阴虚肝气横逆）

李某某，男，35岁。

患慢性迁延性肝病，服药200余剂，效果不显。观其所服之方，不外疏肝理气而已。其人两胁闷痛，脘腹胀满，呃逆时作，格格有声，饮食衰少，体力日渐虚衰，夜晚则口干咽燥，手足心热，诊其脉左弦而右滑，视其舌光红如锦而无苔。刘老辨为胃阴不足，肝气横逆，三焦气滞之证。方用：

川楝子10克，白芍12克，麦冬30克，川石斛15克，青皮9克，荷蒂9克，玉竹15克，沙参15克，川贝母10克，木瓜10克。

服3剂药后，呃逆明显减少，口舌干燥、五心烦热亦有所减轻，乃守上方加减进退。并嘱勿食辛辣食品。服至20余剂，症状皆除。

（节选自《刘渡舟验案精选》）

1.主   诉   两胁闷痛。

2.临床表现   两胁闷痛，脘腹胀满，呃逆时作，格格有声，饮食衰少，体力日渐虚衰，夜晚则口干咽燥，手足心热，脉左弦右滑，舌光红无苔。

3.证候名称   阴虚肝气横逆证。

4.辨治导图

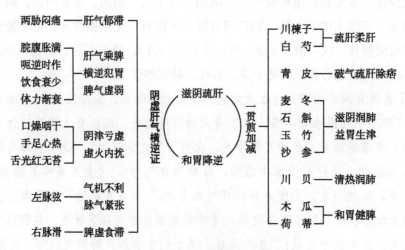

▲ 弦滑脉（阴虚肝气横逆）辨治导图

5. 证候分析 患者因慢性肝病而过服疏肝理气药，致内劫肝阴，肝体失养，疏泄失常，肝气郁滞，因而两胁闷痛。肝气横逆犯胃，胃失和降，则饮食衰少，胃脘胀满，呃逆时作。肝气乘脾，脾失健运，脾气虚弱，则腹胀满，体力日渐虚衰。辛燥之药耗伤胃阴，致胃阴亏虚，阴虚不能制阳，虚火内扰，则手足心热。阴虚，津不上承，则口燥咽干，舌光红无苔。肝气郁滞，气机不利，脉气紧张，故左关脉弦；肝气横逆乘脾，脾虚食滞，则右关脉滑。

6. 知识要点 弦脉与滑脉的脉象及主病；肝脾不调证与肝胃不和证的辨证要点。

【案例二】

结脉（水心病）

陆某某，男，42岁。

形体肥胖，患有冠心病心肌梗死而住院，抢治两月有余，未见功效。现症：心胸疼痛，心悸气短，多在夜晚发作。每当发作之时，自觉有气上冲咽喉，顿感气息窒塞，有时憋气而周身出冷汗，有死亡来临之感。颈旁之血脉又随气上冲，心悸而胀痛不休。视其舌水滑欲滴，切其脉沉弦，偶见结象。刘老辨为水气凌心，心阳受阻，血脉不利之水心病。

处方：茯苓30克，桂枝12克，白术10克，炙甘草10克。

此方服3剂，气冲得平，心神得安，心悸、胸痛及颈脉胀痛诸症明显减轻。但脉仍带结，犹显露出畏寒肢冷等阳虚见证。乃于上方加附子9克、肉桂6克以复心肾阳气。服3剂手足转温，不恶寒。然心悸气短犹未全瘳，再于上方中加党参、五味子各10克，以补心肺脉络之气，连服六剂，诸症皆瘥。

（节选自《刘渡舟验案精选》）

1. 主　　诉 心胸疼痛伴心悸气短2月余。

2. 临床表现 心胸疼痛，心悸气短，多在夜晚发作，每当发作之时，自觉有气上冲咽喉，顿感憋气，有濒死感，甚则冷汗自出，畏寒肢冷，舌淡嫩苔水滑，脉沉弦，偶见结象。

3. 证候名称 心肾阳虚证（脏腑辨证）。

4. 辨治导图 见下页。

5. 证候分析 本案冠心病为水气上冲之所致，刘老名之谓"水心病"，总由心、脾、肾阳虚，水不化气而内停，成痰成饮，上凌无制所致。心肾阳虚，胸阳不振，水不化气，水气凌心，心阳受阻，心失于温养，则心胸疼痛、心悸、气短、憋气、有濒死感等。夜间阳衰阴盛，血行受阻加重，故夜间易发作或加重。心阳虚衰，制水无权，水气上冲胸咽，故自觉有气上冲咽喉。心肾阳虚，阳不敛阴，肢体失于温煦，故冷汗自出，畏寒肢冷。心肾阳虚，水饮内停，则舌淡嫩苔水滑。阴盛气结，血脉不利，故脉沉弦，偶见结象。

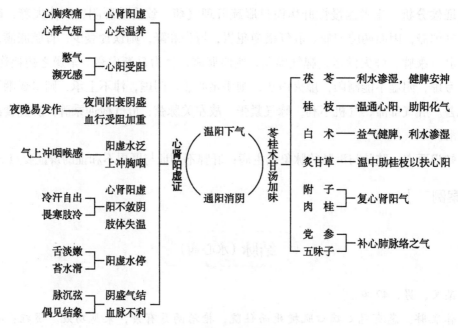

▲ 结脉（水心病）辨治导图

6.知识要点　促脉、结脉、代脉的鉴别要点。

五、八纲辨证

【案例一】

亡阳（产后大出血）

谢某某，女，38岁。

产后下血不止，继而四肢厥逆，头上凉汗出，面如白纸，心神恍惚，目眽眽之无所见，脉细如丝，唇舌色淡。此乃元气大衰，不能摄血之急证。血脱益气以阳摄阴，刘老急用热醋熏鼻以敛血气，继用：

红人参30克，炮附子20克，白术15克，茯苓10克，白芍6克，龙骨15克，牡蛎15克。

服1剂而汗止厥回，又1剂血止神安。转方用"双和饮"加减。

黄芪15克，熟地黄15克，当归15克，川芎10克，白芍10克，肉桂3克，炙甘草6克。

服3剂而愈。

（节选自《刘渡舟验案精选》）

1.主　诉　产后下血不止。

2. 临床表现 产后下血不止，四肢厥逆，冷汗淋漓，面如白纸，心神恍惚，目䀮䀮之无所见，脉细如丝，唇舌色淡。

3. 证候名称 亡阳证。

4. 辨治导图

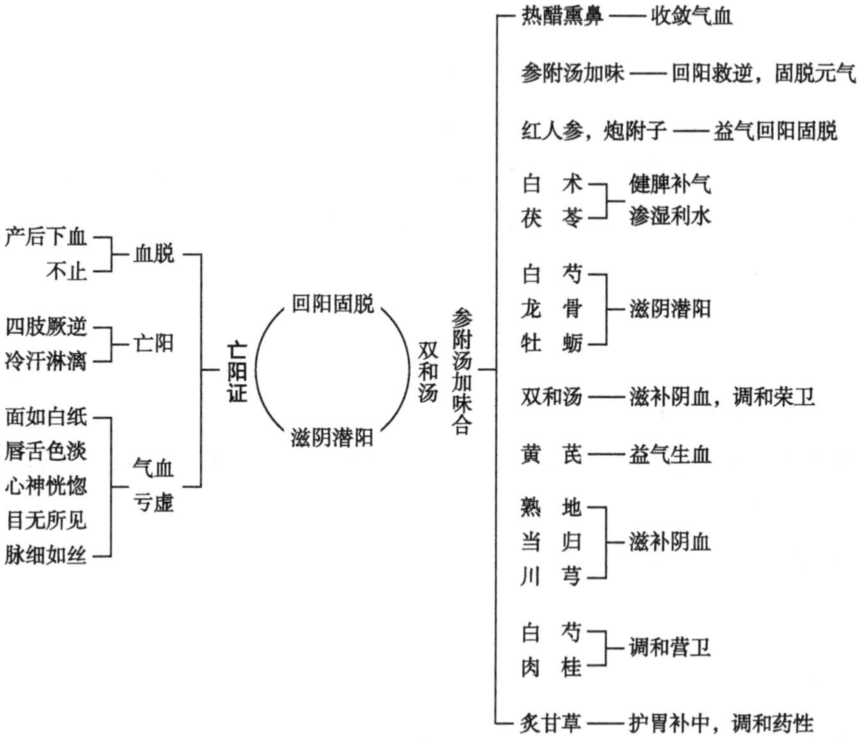

▲ 亡阳（产后大出血）辨治导图

5. 证候分析 本证因产后下血不止所致。血能载气，大失血会导致阳随阴脱，阳气暴脱，温煦、固摄功能丧失，阳衰不能摄津，则冷汗淋漓；阳虚失于温煦，阳气不达四肢，则四肢厥逆；气血不能上达头面，则面如白纸，目无所见；心主血，大失血，心神失养，则心神恍惚；气血亏虚，不能荣于皮肤黏膜组织，则唇舌色淡；阳衰不能行血，血脉空虚，则脉细如丝。

【原按】本案为产后暴崩，血脱亡阳之候。“有形之血不能速生，无形之气应当急固。”急当回阳救逆，固脱元气为先务，故用参附汤加味治疗。参附汤为峻补脾肾阳气以救暴脱之良剂，临床上凡大病虚极欲脱，产后或月经暴行崩注，或痈疡久溃不收，血脱亡阳等候，均可用本方救治。但一俟阳气来复，病情稳定，然后再补阴血，调和荣卫，以免纯阳刚剂助火而伤阴耗血，所以善后而用“双和饮”也。参附汤加白术、茯苓、白芍者，在于健脾而补气血，且芍药又能制参、附刚燥之性；加龙骨、牡蛎者，以图增强收敛固脱之功。

6. 知识要点 亡阳与亡阴的鉴别。

【案例二】

真寒假热

张聿青医案：治一人，灼热旬余，咽痛如裂，舌红起刺且卷，口干不思汤饮，汗虽畅，表热犹壮。脉沉细，两尺空豁，烦躁面赤，肢冷囊缩，显然少阴证据。误服阳经凉药，苟读《伤寒论》何至背谬若此？危险已极，计唯背城借一。但病之来源名目，虽经一诊道破，尚虑鞭长莫及耳。勉拟仲景白通汤加猪胆汁一法，以冀挽回为幸耳。

淡附片6克，细辛1克，怀牛膝3克，葱白3克，肉桂1.5克，牡蛎1个，猪胆汁1个（冲入微温服）。

（节选自《熊寥笙历代伤寒名案新注》①）

1. 主　　诉 发热10余日。

2. 临床表现 咽痛，口干不欲饮，汗出，烦躁面赤，肢冷，阴囊缩，舌红起刺，脉沉细。

3. 证候名称 真寒假热证。

4. 辨治导图

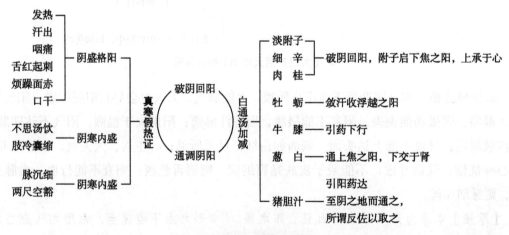

▲ 真寒假热辨治导图

5. 证候分析 患者一派阴盛格阳表象，很容易被误诊为热证。阴寒内盛，格阳于外，阴阳寒热格拒，则表现为发热；舌红起刺，烦躁面赤，均为虚阳外浮所致，即使发热，也欲盖衣被；虽口干，但不欲饮。《景岳全书传忠录》提出："假寒误服热药，假热误服寒药

---

① 熊寥笙. 熊寥笙历代伤寒名案新注［M］. 北京：中国中医药出版社，2016.

等证，但以冷水少试之。假热者必不喜水，即有喜者，或服后见呕，便当以温热药解之。"本案患者发热肢冷，真热假寒亦可出现四肢厥冷，但真热假寒的身热肢冷不恶寒，反恶热，病案未提及患者是否恶寒，但出现阴囊缩，寒主收引，阴囊缩提示寒证；热象为假象，真寒为真象，则见脉沉细，两尺空豁，而非脉浮数或沉数有力。

6. 知识要点　真热假寒证与真寒假热证的鉴别。

六、病因辨证

【案例一】

温　燥

张某，男，31岁。

主诉及病史：入秋以来，燥气凌之，稍有寒热。

诊察：咳嗽频频，痰中带血。脉象弦细，舌苔中黄边白。

辨证：肝阳素盛，木火内炽，上行于肺，阴液内伤。燥气偏盛，邪在肌表。

治法：治宜辛凉透泄，宗桑杏汤加味。

处方：霜桑叶5克，光杏仁12克，黑豆卷6克，焦山栀5克，生竹茹6克，冬瓜子12克，南沙参9克，象贝母9克，大玉竹12克，天花粉9克，旱莲草12克，生梨1只。

二诊：寒热已退，咳嗽早晚尤甚。脉弦细，苔薄质红。肝肾阴虚，水不涵木，燥热灼金，血络内伤。当戢肝阳，佐以清燥润金。

处方：白滁菊6克，甜杏仁6克，川贝母9克，大玉竹9克，天花粉12克，白石英24克，粉丹皮5克，生白芍5克，女贞子15克，旱莲草12克，冬瓜子12克，清炙枇杷叶12克（包）。

（节选自《中国现代名中医医案精粹》[①]）

1. 主　诉　咳嗽，痰中带血，恶寒发热。

2. 临床表现　咳嗽频频，痰中带血，恶寒发热，舌苔中黄边白，脉象弦细。

3. 证候名称　燥热伤肺证。

4. 辨治导图　见下页。

5. 证候分析　本证因肝阳素盛，入秋感受燥气所致。秋季主燥，易伤津液，肺喜润而恶燥，故燥易伤肺，加之肝阳素盛，木火刑金，肝火内炽，肺津耗伤，肺失宣发肃降，则咳嗽咯痰；燥热迫血妄行，则痰中带血；恶寒发热，舌质红，舌苔中黄边白，为燥热犯表；脉弦细，为阴血亏虚，肝阳亢盛之象。

---

① 董建华，王永炎，杜怀棠，等. 中国现代名中医医案精粹［M］. 北京：人民卫生出版社，2010.

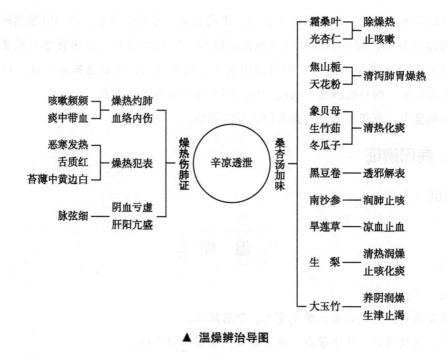

▲ 温燥辨治导图

6. 知识要点　燥淫证候的辨证要点；温燥与凉燥的鉴别。

【案例二】

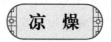

王某，男，48岁。

主诉及病史：头巅胀痛，恶寒咳嗽，咯痰稀薄。

诊察：鼻塞咽干，脉象浮弦，舌苔薄白。

辨证：秋燥寒凉之气外束于表，肺先受邪。

治法：《经》云：燥凉所胜，平必苦温。仿杏苏散主之，佐入宣泄化浊之品。

处方：苦杏仁12克，紫苏叶5克，粉前胡12克，玉桔梗5克，生甘草5克，薄荷2克，白茯苓12克，炒枳壳6克，仙半夏5克，化橘红3克，白蒺藜12克，款冬花9克。

二诊：药后头痛已减，咳嗽痰薄，咽干唇燥。舌苔薄白腻，脉象弦滑。守原法出入。

处方：粉前胡12克，紫苏叶3克，苦杏仁12克，玉桔梗5克，白茯苓12克，炒枳壳5克，仙半夏5克，化橘红3克，款冬花9克，大玉竹12克，清炙枇杷叶12克（包）。

（节选自《中国现代名中医医案精粹》）

1. 主　诉　头巅胀痛，恶寒咳嗽。

2. 临床表现 头巅胀痛，恶寒咳嗽，咯痰稀薄，鼻塞咽干，脉象浮弦，舌苔薄白。

3. 证候名称 凉燥束表证。

4. 辨治导图

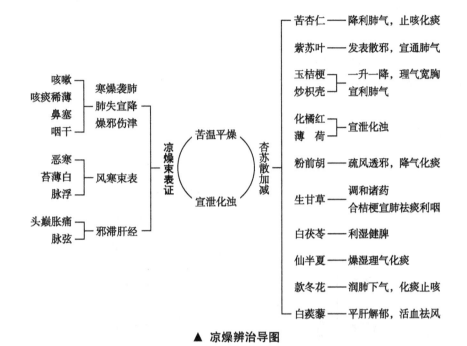

▲ 凉燥辨治导图

5. 证候分析 秋燥寒凉之气，外束于表，肺先受邪，宣肃失职，则咳嗽，痰稀薄；燥邪干燥伤津，则鼻塞咽干；有一分恶寒，便有一分表证，患者恶寒，舌苔薄白，脉浮，均为风寒侵袭肌表所致；寒主收引，阻滞肝经，经络不通，则头巅胀痛，脉弦。

6. 知识要点 凉燥证与温燥证的鉴别。

七、气血津液辨证

【案例一】

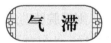

陶某，男，1970 年诊。

因患胃痛去某院诊治，一年轻医生在其病历上写下"肝癌待查"的意见，陶见后，当即瘫倒，两腿痿软无力，不能行走，用车接回家后，其脘胁疼痛加剧，不进饮食，心悸自汗，四肢颤抖，大小便频数，如此一周未起。余诊之，询其素无肝病史，扪其胁脘部并无肿块，且见嗳气频作，舌苔薄，脉弦细。

细审脉症，知非肝癌，乃"恐癌"之征也，遂以十分肯定的语气告诉患者"绝非肝癌"，并晓以诊断理由。然后拟柴胡疏肝汤合孔圣枕中丹，并令患者了解二方的作用。次日，患者便欲进食，余遂邀患者同桌进餐，餐中谓患者曰："你若真患肝癌，我会与你同桌而食吗？"彼释然而笑。过五日，其病即愈。

（节选自《疑难病辨治回忆录：熊继柏临证医案实录2》）

1.主　诉　脘胁疼痛剧烈。

2.临床表现　脘胁疼痛，不进饮食，心悸自汗，四肢颤抖，嗳气频作，大小便频数，舌苔薄，脉弦细。

3.证候名称　肝郁气滞（脏腑辨证）。

4.辨治导图

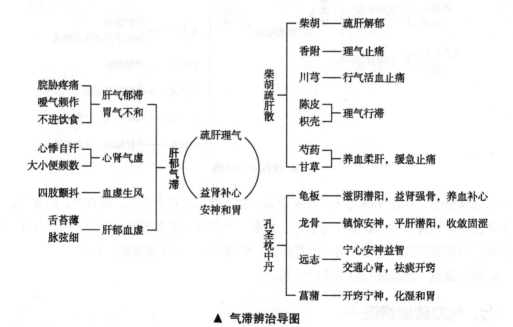

▲ 气滞辨治导图

5.证候分析　患者因"肝癌待查"发病，为"恐癌"之征。肾司二便之开合，恐伤肾，肾气不足，气不摄津，则自汗，大小便频数。肾虚不能上养心神，心肾不交，则心悸。精神刺激，肝郁气滞，胃气不和，则胃脘胁肋疼痛，嗳气频作。气滞不能行血，血虚不荣肝筋，则四肢颤抖。舌苔薄，脉弦细，为肝郁血虚之象。

孔圣枕中丹宁心补肾益智，潜镇安神，主治心肾不足之惊悸、健忘失眠。以龟板、龙骨、石菖蒲等质重沉降之品重镇安神，补肾益智；同时配伍远志养心安神，使降中有补，质重不碍胃，补而不壅滞；与黄酒同服，可增强其补益心肾之功，同时可收活血行气之功。临床常用于治疗失眠、阿尔茨海默病、儿童多动综合征等。

6.知识要点　气滞证及肝郁气滞证的临床表现与辨证要点。

【案例二】

胸 痹

杨某某，女，70岁。

患者于两月前因冠心病大面积心肌梗死入某医院抢救。出院后，因气候突变，寒流袭来，又感胸部闷胀，气短，心前区隐隐作痛，两胁亦持痛不休，左手臂胀麻，伴有咳吐白黏痰，腹胀，大便干燥等症。患者精神紧张，夜寐易发惊悸。视其舌苔白腻，脉来沉弦而滑。脉证合参，辨为胸阳痹阻，痰浊凝聚，心胸脉络不通则痛。治宜宣痹通阳，豁痰通络止痛。疏方：

糖瓜蒌30克（先煎），薤白6克，半夏15克，旋覆花10克，红花10克，茜草10克，桂枝10克，丹参20克，郁金10克，木香10克，紫降香10克。

5剂后，胸满、胸痛大为缓解，咳痰减少，夜睡已能成寐，又续服5剂，诸症皆安。

（节选自《刘渡舟验案精选》）

1. 主 诉 心前区隐隐作痛2个月。

2. 临床表现 心前区隐隐作痛，左手臂胀麻，两胁持痛不休，胸部闷胀，气短，伴有咳吐白黏痰，腹胀，精神紧张，夜寐易发惊悸，大便干燥。舌苔白腻，脉沉弦而滑。

3. 证候名称 心脉痹阻证。

4. 辨治导图

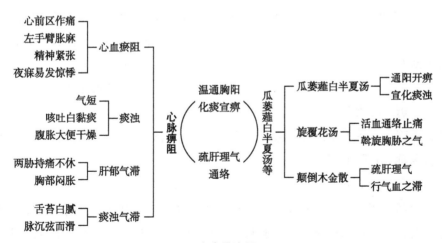

▲ 胸痹辨治导图

5. 证候分析 患者因气候突变，寒流袭来，心前区隐隐作痛。《辨脉法》云："阳脉不足，阴往乘之"。心阳不足，反使下焦之阴邪乘虚犯上，致心脉痹阻，气血不通，不通则痛，故心前区隐隐作痛。《素问·调经论》曰："寒气积于胸中而不泻，不泻则温气去，寒独留，则血凝泣，凝则脉不通"。故寒凝血脉不通，胸痹心痛。肝部气血流动不畅，不通则痛，故两胁持痛不休，胸部闷胀。痰浊滞于肺与大肠，阻遏气机，则气短，咳吐白黏痰，腹胀，大便干燥。舌苔白腻，脉沉弦而滑，为痰浊、气滞之象。心经起于心中，沿左臂内侧到小指，故心痛伴有左手臂胀麻。心气不足，则精神紧张，夜寐易发惊悸。

心脉痹阻证的辨证要点是心痛伴心悸。此证与胃痛相鉴别，胃痛辨证要点为心下痛伴恶心、呕吐、食欲改变。心痛，可能在心或者在胃。

6. 知识要点　心脉痹阻证的概念、病因病机、分型及其辨证要点。

八、脏腑辨证

【案例一】

心 悸

盛某某，男，65岁。

患者有冠心病史。每遇入冬，天气严寒之时，出现心动过缓，不满40次，心悸不安，胸中憋闷，后背恶寒。视其舌淡嫩、苔白，切其脉沉迟无力。辨证：脉沉迟为阴为寒，寒则血脉不温，阴霾用事，背为阳府，而虚其护，则心肺功能失其正常，则胸满背寒之变，为疏：

附子12克，麻黄3克，细辛3克，红人参12克，麦冬20克，五味子10克。

服尽3剂，脉增至一息四至。又服3剂，则心悸、气短、胸满、背寒等症消除；脉搏增至一息五至而愈。

（节选自《刘渡舟验案精选》）

1. 主　　诉　心悸多年。

2. 临床表现　心悸不安，胸中憋闷，后背恶寒。舌淡嫩、苔白，脉沉迟无力。

3. 证候名称　心阳虚证。

4. 辨治导图　见下页。

5. 证候分析　患者有冠心病史，心中阳气本就不足，又因同气相求之故，每遇入冬，天气严寒之时，阳气更为虚衰。心主血脉，"为阳中之太阳"，心之阳气不足，阴寒之气充盛，无力推动血脉运行，则心动过缓，脉来迟缓；阴寒痹阻，则胸中憋闷；心阳无力温煦体表，则后背恶寒。舌淡嫩、苔白，脉沉迟无力，为阳气虚衰之象。

6. 知识要点　心阳虚证的辨证要点（心气虚＋寒象）；心气虚与心阳虚的鉴别。

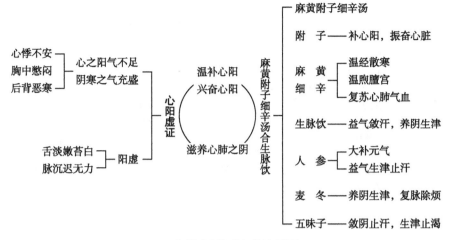

▲ 心悸（心阳虚）辨治导图

【案例二】

肝胆湿热

姜某某，男，36岁。

右胁痛有半年之久，近1个月加重，疼痛如针刺，连及右侧肩背，身有微热，小便深黄，大便溏。B超检查提示：肝胆管泥沙样结石。舌苔白腻，脉弦。证属肝胆湿热郁结，疏泄不利所致。治宜疏肝利胆，清热利湿。刘老以自拟"柴胡排石汤"治疗。

柴胡18克，黄芩10克，大金钱草30克，虎杖16克，海金沙10克，鸡内金10克，川楝子10克，延胡索10克，鱼腥草15克，片姜黄10克，茵陈15克，白芍16克，刘寄奴10克。

服药7剂，症状明显减轻，续服至1个半月后，B超检查结石已除。

（节选自《刘渡舟验案精选》）

1. 主　诉　右胁痛半年，近1个月加重。

2. 临床表现　右胁痛半年，近1个月加重，疼痛如针刺，连及右侧肩背，身有微热，小便深黄，大便溏。舌苔白腻，脉弦。

3. 证候名称　肝胆湿热证。

4. 辨治导图　见下页。

5. 证候分析　本证以湿热蕴结成石，肝胆疏泄不利为患。胁痛多责之于肝胆。肝在胁下，胆附于肝，其经脉布于两胁，因此，肝胆有病，往往反应至胁肋部位而出现疼痛。如《灵枢·五邪》说："邪在肝，则两胁中痛"。《灵枢·胀论》云："胆胀者，胁下痛胀，口中苦，善太息。"胆结石一证，往往以胁痛为主要表现。肝胆疏泄不利，不通则痛，

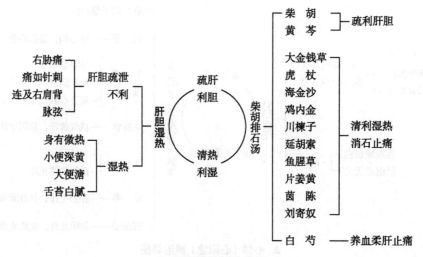

▲ 肝胆湿热辨治导图

疼痛如针刺，连及右侧肩背，脉弦。身有微热，小便深黄，大便溏，舌苔白腻，为湿热之象。

6.知识要点 肝胆湿热与脾胃湿热证的鉴别。

九、其他辨证

【案例一】

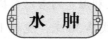

唐某，女，55岁。

半年多来四肢颜面肿胀，关节酸痛，肌肉酸胀，午间轻，晨暮重，得汗后则舒，过后复如故，一直在当地治疗，无好转，肝、肾功能及生化代谢检查均未见异常。诊见：上症仍存，伴口干不欲饮，纳差，大便黏滞不爽，小便无特殊，双下肢轻度压陷，舌质红，苔厚腻微黄，脉沉缓。诊为湿阻，证属湿热阻滞肌表经络，治以宣通气滞、清利湿热。处方：

苦杏仁、枳壳各10克，紫苏叶、防风、木瓜各12克，秦艽、牛膝、泽泻、茯苓、杜仲各15克，生薏苡仁20克。

水煎服，每天1剂。3剂后，诸症尽除，上方去木瓜、秦艽、黄芩，加党参20克，白术、郁金各12克。再服4剂，观察1月未复发。

（节选自《中国百年百名中医临床家丛书：刘仕昌》）

1.主　诉 四肢颜面肿胀半年余。

2.临床表现 半年多来四肢颜面肿胀，关节酸痛，肌肉酸胀，午间轻，晨暮重，得汗后则舒，过后复如故，口干不欲饮，纳差，大便黏滞不爽，小便无特殊，双下肢轻度压陷，舌质红，苔厚腻微黄，脉沉缓。

3.证候名称 湿热阻滞肌表经络。

4.辨治导图

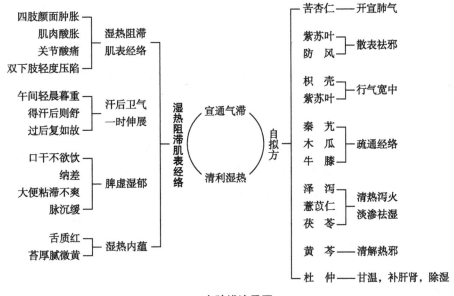

▲ 水肿辨治导图

5.证候分析 本病内因为脾气虚弱，外因为感受湿邪。湿郁日久化热，阻滞肌表经络，气机阻滞，湿热浸淫，则四肢颜面肿胀，肌肉酸胀，关节酸痛，双下肢轻度压陷；湿归脾胃，流滞大肠，则纳差，大便黏滞不爽。日中阳气隆，晨暮阳气衰，则午间轻，晨暮重，得汗后卫阳得一时伸展，气机得一时通畅，故觉舒。因热象尚不显，故仅见舌红，苔厚腻微黄，而无身热不扬。口干不欲饮，为湿邪阻滞气机，气不行津，津不上承所致。脉沉缓为脾虚湿郁之象。

【原按】方中苦杏仁开宣肺气；紫苏叶、防风散表祛邪；枳壳、紫苏叶行气宽中；秦艽、木瓜、牛膝疏通经络，合薏苡仁祛肌肉、经络、关节之湿热；泽泻、薏苡仁、茯苓相合淡渗祛湿；黄芩清解热邪。诸药相合有宣通气滞，利湿清热之用，合"启上闸，开支河，导水势下行"之理，使湿热两分而消解。因方中有大量宣通解散之品，故无须再入青蒿透发；用滋而不腻的杜仲，可补年老之虚，防克伐太过而无碍邪之虞；善后方加用健脾益气药，意在正盛驱邪。

6.知识要点 阳水与阴水的鉴别。

【案例二】

湿 温

曾某，男，26岁。1989年8月22日初诊。

患者于8月上旬因饮食不慎起病，初时高热恶寒，体温39.5℃，头晕头痛，呕吐，泄泻，日2～3次，经治疗发热不退，恶寒减轻，但极度疲乏，咳嗽，纳呆，腹中隐痛，大便结，小便短赤，口干苦。遂请刘老会诊，诊时症见：面色赤垢，神情淡漠，尺肤灼热，舌红、苔黄浊，脉滑数。肥达试验："H" 1∶640，"O" 1∶320，"甲" 1∶80，"乙" 1∶80，"丙" 1∶80。中医诊断：湿温。辨证为湿热弥漫三焦，治予清热利湿、宣通三焦。

处方：青蒿（后下）、黄芩各12克，虎杖、滑石各25克，大黄（后下）9克，竹茹、杏仁、枳实各10克，石膏30克，葛根15克，甘草6克。

煎服法：3碗水煎至1.5碗，日1剂，分2次服，4剂。

8月25日二诊：发热已退，精神好转，大便通解，但仍觉疲乏，纳差，时有腹胀，口干，干咳，舌质略红，苔黄腻，脉滑。此为余邪未尽，湿热未清，治予清涤余邪：滑石20克，佩兰、金银花各12克，薏苡仁、葛根、天花粉、蚤休各15克，枳壳、北杏仁各10克，甘草6克。4剂，煎服法同上。

8月29日三诊：发热已退，精神好转，腹胀减轻，知饥不食，口干，舌淡红，苔薄微腻，脉滑。此为余邪未尽，气阴两伤，治宜轻清芳化、开胃理脾。处方：藿香叶10克、佩兰叶、竹叶各12克，荷叶、枇杷叶、麦冬各15克，淡芦根、薏苡仁、太子参各30克，甘草5克。调治半月而愈。

（节选自《中国百年百名中医临床家丛书：刘仕昌》）

1. 主　诉　发热10余天。

2. 临床表现　发热不退，恶寒减轻，极度疲乏，咳嗽，纳呆，腹中隐痛，大便结，小便短赤，口干苦，面色赤垢，神情淡漠，尺肤灼热，舌红苔黄浊，脉滑数。

3. 证候名称　湿热弥漫三焦。

4. 辨治导图　见下页。

5. 证候分析　本病因患者饮食不慎，致使体内湿热困阻；又因治疗不当，湿热弥漫三焦，湿遏热伏，致发热不退。温热邪盛，则尺肤灼热。湿热阻遏气机，气机不能调达，则面色赤垢，神情淡漠，口干苦，极度疲乏。湿阻上焦，肺气不宣，故咳嗽。湿热滞于中焦，脾胃气机受阻，故纳呆，腹中隐痛。湿热停留下焦，故大便结，小便短赤。舌红，苔黄浊，脉滑数是湿热征象。

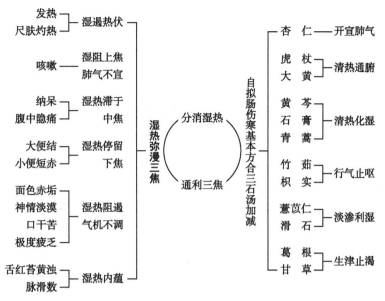

▲ 湿温辨治导图

【原按】肠伤寒多属于温病的湿温范畴，湿热之邪为本病的主要因素，饮食不节，脾胃受伤，是湿邪内困的发病条件。本例肠伤寒辨证为湿热弥漫三焦，治以分消湿热、通利三焦。方中以杏仁开宣上焦肺气，肺气宣畅，湿邪易化；虎杖、大黄清热通腑，邪有去路；黄芩、石膏、青蒿清热化湿透邪；竹茹、枳壳行气止呕；薏苡仁、滑石淡渗利湿。因湿难速去，故肠伤寒后期以轻清芳化之法，清涤余邪，开醒脾胃气机，予枇杷叶、淡竹叶、芦根以清透余热；藿香叶、荷叶芳香化湿，醒脾舒胃；太子参益气养阴，经调治而愈。

自拟治疗肠伤寒的基本方：青蒿、黄芩、滑石、葛根、薏苡仁、枳壳、扁豆花、云茯苓等。三石汤，来自吴鞠通《温病条辨》，组成：滑石、石膏、寒水石、杏仁、竹茹、白通草、银花、金汁（冲）。功用：清热利湿，宣通三焦。滑石为君，味甘、淡、性寒，利尿通淋，清热解暑。石膏、寒水石、银花为臣，石膏解肌清热，除烦止渴，将三焦热从皮肤排出，寒水石能清热降火，利窍，消肿，银花能清热解毒，可以疏解上焦实热和体表之热。杏仁、竹茹为佐，杏仁泄降肺气，竹茹清热化痰，除烦止呕，帮助杏仁引热下行，热毒从尿液排出。白通草为使，味苦，性寒，能通上达下，宣行气血，上能清心降火，通全身经络，帮助方中诸药直达上、中、下三焦，导热下行使热毒随尿液排出。

6. 知识要点　湿热在三焦不同部位的临床表现的鉴别。